中医历代名家学术研究丛书

主编 潘桂娟

缪希雍

李文华 朱姝 编著

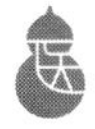

Academic Research Series of Famous Doctors of Traditional Chinese Medicine through the Ages

"十三五"国家重点图书出版规划项目

中国中医药出版社
·北京·

图书在版编目（CIP）数据

中医历代名家学术研究丛书．缪希雍 / 潘桂娟主编；李文华，朱姝编著．—北京：中国中医药出版社，2017.9

ISBN 978-7-5132-4022-2

Ⅰ．①中…　Ⅱ．①潘…　②李…　③朱…　Ⅲ．①中医临床—经验—中国—明代　Ⅳ．① R249.1

中国版本图书馆 CIP 数据核字（2017）第 032261 号

中国中医药出版社出版

北京市朝阳区北三环东路 28 号易亨大厦 16 层

邮政编码　100013

传真　010 64405750

河北新华第二印刷有限责任公司印刷

各地新华书店经销

开本 880×1230　1/32　印张 6　字数 154 千字

2017 年 9 月第 1 版　2017 年 9 月第 1 次印刷

书号　ISBN 978－7－5132－4022－2

定价　45.00 元

网址　www.cptcm.com

社长热线　010-64405720

购书热线　010-89535836

侵权打假　010-64405753

微信服务号　zgzyycbs

微商城网址　https://kdt.im/LIdUGr

官方微博　http://e.weibo.com/cptcm

天猫旗舰店网址　https://zgzyycbs.tmall.com

如有印装质量问题请与本社出版部联系（010 64405510）

项目来源及国家重点图书出版计划

2005年度国家“973”计划课题“中医理论体系框架结构与内涵研究”（编号：2005CB532503）

2009年度科技部基础性工作专项重点项目“中医药古籍与方志的文献整理”（编号：2009FY120300）子课题“古代医家学术思想与诊疗经验研究”

2013年度国家“973”计划项目“中医理论体系框架结构研究”（编号：2013CB532000）

国家中医药管理局重点研究室“中医理论体系结构与内涵研究室”建设规划

“十三五”国家重点图书、音像、电子出版物出版规划（医药卫生）

《中医历代名家学术研究丛书》编委会

《中医历代名家学术研究丛书》审订委员会

前言

中医理论肇始于《黄帝内经》《难经》，本草学探源于《神农本草经》，辨证论治及方剂学发轫于《伤寒杂病论》。在此基础上，历代医家结合自身的思考与实践，提出独具特色的真知灼见，不断革故鼎新，充实完善，使得中医药学具有系统的知识体系结构、丰富的原创理论内涵、显著的临床诊治疗效、深邃的中国哲学背景和特有的话语表达方式。历代医家本身就是“活”的学术载体，他们刻意研精，探微索隐，华叶递荣，日新其用。因此，中医药学发展的历史进程，始终呈现出一派继承不泥古、发扬不离宗的繁荣景象。

中国中医科学院中医基础理论研究所，自2008年起相继依托2005年度国家“973”计划课题“中医学理论体系框架结构与内涵研究”、2009年度科技部基础性工作专项重点项目“中医药古籍与方志的文献整理”子课题“古代医家学术思想与诊疗经验研究”、2013年度国家“973”计划项目“中医理论体系框架结构研究”，以及国家中医药管理局重点研究室“中医理论体系结构与内涵研究室”建设规划，联合北京中医药大学等16所高等院校及科研和医疗机构的专家、学者，选取历代具有代表性或学术特色突出的医家，系统地阐释与解析其代表性学术思想和诊疗经验，旨在发掘与传承、丰富与完善中医理论体系，为提升中医师理论水平和临床实践能力和水平提供参考和借鉴。本套丛书即是此系列研究阶段性成果总结而成。

综观历史，凡能称之为“大医”者，大都博览群书，学问淹博赅洽，集百家之言，成一家之长。因此，我们以每位医家独立成书，尽可能尊重原著，进行总结、提炼和阐发。此外，本丛书的另一个特点是，将医家特色学术观点与临床实践相印证，尽可能选择一些典型医案，用以说明理论的实践价值，便于临床施用。本丛书现已列入《“十三五”国家重点图书、音像、电子出版物出版规划》中的“医药卫生”重点图书出版计划，并将于“十三五”期间完成此项出版计划，拟收载历代102名中医名家，总字数约1600万。

丛书各分册作者，有中医基础学科和临床学科的资深专家、国家及行业重点学科带头人，也有中青年教师、科研人员和临床医师中的学术骨干，分别来自全国高等中医院校、科研机构和临床单位。从学科分布来看，涉及中医基础理论、中医各家学说、中医医史文献、中医经典及中医临床基础、中医临床各学科。全体作者以对中医药事业的拳拳之心，共同努力和无私奉献，历经数年成就了这份艰巨的工作，以实际行动切实履行了传承、运用、发展中医药学术的重大使命。

在完成上述科研项目及丛书撰写、统稿与审订的过程中，研究团队暨编委会和审订委员会全体成员，精益求精之心始终如一。在上述科研项目负责人、丛书总主编、中国中医科学院中医基础理论研究所潘桂娟研究员主持下，由常务副主编张宇鹏副研究员、陈曦副研究员及各分题负责人——翟双庆教授、刘桂荣教授、郑洪新教授、邢玉瑞教授、钱会南教授、马淑然教授、文颖娟教授、陆翔教授、杨卫彬研究员、崔为教授、柳亚平副教授、江泳副教授、王静波博士等，以及医史文献专家张效霞副教授，分别承担或参与了团队的组织和协调，课题任务书和丛书编写体例的起草、修订和具体组织实施，各单位课题研究任务的落实和分册文稿编写和审订等工作。编委会还多次组织工作会议和继续教育项目培训，组织审订委员会专家复审和修订；最终由总主编逐册复审、修订、统稿并组织作者再次修订各分册文稿。自 2015 年 6 月开始，编委会将丛书各分册文稿陆续提交中国中医药出版社，拟于 2019 年 12 月之前按计划完成本套丛书的出版。

2016 年 3 月，国家中医药管理局颁布了《关于加强中医理论传承创新的若干意见》，指出“加强对传承脉络清晰、理论特色鲜明的古代医家的学术思想研究，深入研究中医对生命、健康与疾病认知理论，系统总结中医养生保健、防病治病理论精华，提升中医理论指导临床实践和产品研发的能力，切实传承中医生命观、健康观、疾病观和预防治疗观”。上述项目研究及丛书的编写，是研究团队对国家层面“加强中医理论传承与创新”号召的积极响应，体现了当代中医学人敢于担当的勇气和矢志不渝的追求！通过此项全国协作的系统工程，凝聚了中医医史、文献、理论、临床研究的专门人才，培育了一支专业化的学术队伍。

在此衷心感谢中国中医科学院及其所属中医基础理论

研究所、中医药信息研究所、研究生院，以及北京中医药大学、陕西中医药大学、山东中医药大学、云南中医学院、安徽中医药大学、辽宁中医药大学、浙江中医药大学、成都中医药大学、湖南中医药大学、长春中医药大学、黑龙江中医药大学、南京中医药大学、河北中医学院、贵阳中医药大学、中日友好医院等16家科研、教学、医疗单位，对此项工作的大力支持！衷心感谢中国中医药出版社有关领导及华中健编审、伊丽萦博士及全体编校人员对丛书编写及出版的大力支持！

本丛书即将付梓之际，百余名作者感慨万千！希望广大读者透过本丛书，能够概要纵览中医药学术发展之历史脉络，撷取中医理论之精华，传承千载临床之经验，为中医药学术的振兴和人类卫生保健事业做出应有的贡献！

由于种种原因，书中难免有疏漏之处，敬请读者不吝批评指正，以促进本丛书不断修订和完善，共同推进中医药学术的继承与发扬！

《中医历代名家学术研究丛书》编委会

2016年9月

凡例

一、本套丛书选取的医家，均为历代具有代表性或特色学术思想与临床经验的名家，包括汉代至晋唐医家 6 名、宋金元医家 18 名、明代医家 25 名、清代医家 46 名、民国医家 7 名，总计 102 名。每位医家独立成册，旨在对医家学术思想与诊疗经验等内容进行较为详尽的总结阐发，并进行精要论述。

二、丛书的编写，本着历史、文献、理论研究有机结合的原则，全面解读、系统梳理和深入研究医家原著，适当参考古今有关该医家的各类文献资料，对医家学术思想和诊疗经验，加以发掘、梳理、提炼、升华、概括，将其中具有理论意义、实践价值的独特内容阐发出来。

三、丛书在总体框架上，要求结构合理、层次清晰；在内容阐述上，要求概念正确、表述规范，持论公允、论证充分，观点明确、言之有据；在分册体量上，鉴于每个医家的具体情况不同，总体要求控制在 10 万～20 万字。

四、丛书每一分册的正文结构，分为“生平概述”“著作简介”“学术思想”“临证经验”与“后世影响”五个独立的内容范畴。各分册将拟论述的内容按照逻辑与次序，分门别类地纳入以上五个内容范畴之中。

五、“生平概述”部分，主要包括医家姓名字号、生卒年代、籍贯等基本信息，时代背景、从医经历以及相关问题的考辨等。

六、“著作简介”部分，逐一介绍医家的著作名称（包括现存、已经亡佚又经后人辑复的著作）、卷数、成书年代、主要内容、学术价值等。

七、“学术思想”部分，分为“学术渊源”与“学术特色”两部分进行论述。前者重在阐述医家之家传、师承、私淑（中医经典或前代医家思想对其影响）关系，重点发掘医家学术思想的历史传承与学术渊源；后者主要从独特的学术见解、学术成就、学术特点等方面，总结医家的主要学术思想特色。

八、“临证经验”部分，重点考察和论述医家学术著作中的医案、医论、医话，并有选择地收集历代杂文笔记、地方志等材料，从中提炼整理医家临床诊疗的思路与特色，发掘、总结其独到的诊治方法。此外，还根据医家不同情况，以适当方式选录部分反映医家学术思想与临证特色的医案。

九、“后世影响”部分，主要包括“学术影响与历代评价”“学派传承（学术传承）”“后世发挥”和“国外流传”等内容。其中，对医家的总体评价，重视和体现学术界共识和主流观点，在此基础上，有理有据地阐明新见解。

十、附以“参考文献”，标示引用著作名称及版本。同时，分册编写过程中涉及的期刊与学位论文，以及未经引用但能体现一定研究水准的期刊与学位论文也一并列出，以充分体现对该医家研究的整体状况。

十一、附以丛书全部医家名录，依照年代时间先后排列，以便查检。

十二、丛书正文标点符号使用，依据《中华人民共和国国家标准标点符号用法》（GB/T 15834-2011）。医家原书中出现的俗字、异体字等一律改为简化正体字，个别不能对应简化字的繁体字酌予保留。

《中医历代名家学术研究丛书》编委会

2016年9月

内容提要

缪希雍，字仲淳，号慕台，别号觉休居士，约生于明嘉靖二十五年（1546），卒于明天启七年（1627）；海虞（今江苏常熟虞山）人，曾寓居浙江长兴，后迁江苏金坛并终老于此。明末著名医家。著有《神农本草经疏》《先醒斋医学广笔记》《本草单方》等。缪希雍治疗外感热病善用清法，强调固护津液，主张速逐热邪，对清代温病学说的形成产生了一定影响。缪希雍重视脾阴，提倡脾肾双补；创治“吐血三要法”，提出中风“内虚暗风说”；开创本草文献体例之新，全面总结中药炮制大法，在学术上卓有建树。本书内容包括缪希雍的生平概述、著作简介、学术思想、临证经验、后世影响等。

编写说明

缪希雍，字仲淳，号慕台，别号觉休居士，约生于明嘉靖二十五年（1546），卒于明天启七年（1627），海虞（今江苏常熟虞山）人，明末著名医家。著有《神农本草经疏》《先醒斋医学广笔记》《本草单方》等。缪希雍治学，一方面注重收集药方，取诸家之长；同时又主张师古而不泥古，认为古今时气变异、方土有殊，且人之体质不同，故不能套用古方治今病。其阐发外感热病用清法、固护津液、速逐热邪的治法特点，在整个中医外感热病论治的发展过程中，具有承前启后的作用，对后世温病学理论与实践有着重要的指导意义，尤其对于清代温病学说和学派的形成都产生了深远的影响。其倡导脾阴之说，论治脾胃病主张区别阴阳，而更侧重于脾阴；对脾肾关系较为重视，倡脾肾双补。论治气血病，创“吐血三要法”。论治中风，倡导“内虚暗风说”。其对本草学的贡献，在于专列疏注、主治参互、简误三项栏目，创本草文献体例之新，并全面总结炮制大法。其学术思想和临证经验，对后世产生了深远的影响。

现代以来，有关缪希雍的学术研讨论文，经中国知网（CNKI）检索，1983 ～ 2016 年，共有期刊论文 74 篇，会议论文 8 篇，学位论文 3 篇。论文内容主要涉及缪希雍生平事迹、著作整理、学术思想探讨、临床经验总结等。此外，有缪希雍整理研究著作 4 部，主要是点校整理、全书汇编等方面的著作。

本次整理研究充分研读缪希雍的原著，查阅了相关文献资料，并统计分析其方药特点，既从宏观角度，以全新的视野系统整理和归纳总结缪希雍的学术渊源和学术特色；又在具体细节上，对缪希雍的临证经验及其对本草学的贡献等，进行了比较深入的探讨和阐述，以期丰富中医诊疗理论，并为临床服务。

因缪希雍禀性豪爽，不仅在医学史上是一位举足轻重的医家，亦很关心民瘼，主张改良朝政。故笔者以史学的思维方式，考察缪希雍的生平及学术源流，并力图正确评价缪希雍在医学史上的地位和作用。总之，笔者本着历史、文献、理论研究有机结合的原则，旨在系统整理缪希雍的主要学术思想，提炼其学术特色与学术成就，着力发掘其具有代表性、原创性的理论和学说，分析其学术思想产生的根源，总结、提炼其独特的临床经验与特色诊疗方法。

本次整理研究所依据的缪希雍著作版本为中国中医药出版社 1998 年出版的《先醒斋医学广笔记》，中国中医药出版社 1998 年出版的《神农本草经疏》，中医古籍出版社 1994 年影印本《本草单方》。

山东中医药大学的谢芳老师，总结了缪希雍资生丸对后世的影响。济南市中医院的杨军医师，总结了缪希雍对本草学的贡献。山东中医药大学的刘非、王军山、辛宁、王淞等同学，参加了文献整理工作。在此一并表示衷心的感谢！

在此衷心感谢所引用文献的作者及支持本项研究的各位同仁！

山东中医药大学　李文华

2015 年 6 月

目录

缪希雍

生平概述

缪希雍，字仲淳，号慕台，别号觉休居士，约生于明嘉靖二十五年（1546），卒于明天启七年（1627）；海虞（今江苏常熟虞山）人，曾寓居浙江长兴，后迁江苏金坛并终老于此。明末著名医家。著有《神农本草经疏》《先醒斋医学广笔记》《本草单方》等。缪希雍治疗外感热病，善用清法，强调固护津液，主张速逐热邪，对清代温病学说形成产生了一定影响。缪希雍重视脾阴，提倡脾肾双补；创治“吐血三要法”，提出中风“内虚暗风说”；开创本草文献体例之新，全面总结中药炮制大法，在学术上卓有建树。

一、时代背景

明代是中国历史上政治比较稳定，封建经济高度发展的历史阶段。明代中后期出现了资本主义萌芽，商品经济推动着对外交流、科学技术和文化的发展，医学水平有了明显提高。

（一）社会背景

明代初期比较注意恢复与发展生产，因此鼓励垦荒，兴修水利，推广种植棉花与桑麻，减轻赋役，扶植手工业与商业，以及释放元代手工业奴隶等，社会生产力得以发展，剩余劳动产品增加，促进了农产品和家庭工业的商品化。明代中期以后，随着商品经济的发展，我国资本主义开始萌芽，某些行业出现了原始状态的资本主义手工场。明代造纸业和印刷术的进步，为医书的大量刊刻，尤其是大型医书的印刷创造了条件。明代后期，皇室贵族和官僚豪绅地主对土地的大量掠夺与圈地兼并，以及繁重的赋役，使农民与城市贫民遭到残酷的剥削，他们不断揭竿而起进行反抗斗争。

（二）科技背景

明代科学技术在经济发展的推动下，有了显著提高，表现在冶金技术、造船航海、地理学、天文历算、印刷出版诸多方面，同时产生了不少具有深远影响的科学著作。徐弘祖（1587—1641）的《徐霞客游记》对地理、水文、地质、植物都有详细论述；宋应星（1587—？）的《天工开物》总结了工、农业生产技术和工艺过程，还涉及工业中健康问题，对职业病、预防中毒提出了有价值的见解；徐光启（1522—1633）的《农政全书》是农业技术的系统总结，其中收录了朱橚《救荒本草》的全部内容；李时珍（1518—1593）的《本草纲目》集历代本草学之大成，为我国药物学之巨著。这些都标志着当时科学技术的发展水平。

（三）文化背景

在思想文化方面，明初，由于统治者在政治上提倡程朱理学，因此以宋代朱熹为代表的客观唯心主义理学继续盛行。中期又产生了王守仁（1471—1528）的主观唯心主义理学，积极倡导“求理于吾心”的心学思想。因此，太极、理、气、心、性等范畴的不断深化，直接影响着医家的学术思想和理论构建。如宋代哲学家邵雍根据《易传》，阐发了先天、后天之说，传之于明代，于是在医学上出现了肾为先天之本和脾为后天之本之说；宋代周敦颐所著的《太极图说》和朱熹所作的《太极图说解》为程朱理学的理论基础，认为“太极”是产生宇宙万物的本源，明代医家孙一奎、赵献可、张景岳等遂将人体命门喻为太极，认为命门为人体阴阳消长之枢纽，为生命形成的本源。同时，明儒的尊经思想及治学方法，使医家对《内经》《伤寒论》《金匮要略》等经典著作的研究也极为重视，出现了吕复、马莳、吴崑、方有执、张介宾、李中梓等名家，他们的选辑、诠注和撰述，不仅各具特色，而且也多有发挥。

（四）医学背景

中医学发展至金元时期，新说肇兴，百家争鸣，开创了学术史上的新局面。这一时期，河间、易水之学盛行整整两个世纪，最后丹溪学说集诸家之大成，几乎独占了元代中后期医学。不仅如此，明代前期医学还是丹溪学说的延续，丹溪弟子们继承、发展、传播丹溪之学，从而构成了明代前期医学的主要势态。同时，丹溪弟子们也已认识到时弊的危害，而有所改变，逐步修正、发展丹溪学说。围绕着“阳有余阴不足”论，各自加以阐发，侧重点亦不同，但总的趋向是由丹溪的论阴阳发展为气血；由重视苦寒养阴发展为重视温阳益气。在纠正苦寒时弊的同时，又发展了丹溪学说。正是由于丹溪弟子们的继承、发展、演变，补偏纠弊，逐步向温补过渡，尤其是王纶、汪机重视脾胃，善用甘温，直接影响着后起之温补学派。

明代前期医学上承元代丹溪之学，下启明代中后期温补一派，是属承前启后的阶段，是继金元医学之绪余，以阴阳水火气血为研究主题。到了明代中后期，则医学之风为之一变，是以研究脏腑经络理论为主题，并就如何与临床实践紧密结合做了深入探讨，将中医基础理论、脏腑理论的研究引向深入，也是对经典中医学理论思维结构的深化、补充与完善。医家们研究探讨较多的包括对脾肾、肝肾关系认识的完善，对命门学说的发展，对三焦名实的探讨，对奇经八脉的研究等。

脾胃学说是中医藏象学说的内容之一，它奠基于秦汉，形成于金元，发展于明清。而脾阴学说则是脾胃学说的组成部分，是脾胃学说的延续与发展，缪仲淳正是在这样的时代及医学背景之下对脾阴学说进行了深入的探讨与研究。明代一些医家致力于“脾阴”的研究本是出于临床实际的需要。自从《太平惠民和剂局方》后，宋代时医治疗脾胃病大率主用辛香燥剂，渐成弊端。金元医家李东垣倡导辨证论治，曾指出：若内伤脾胃，觅药于医，不问所伤，付之集香丸，以致传变诸疾，不可胜数，使人真气从此虚衰。针对上述弊端李杲调治脾胃气虚，制益气升阳甘温之法，但仍是脾胃合论，法主补益脾胃阳气，药偏辛甘升发，也不能尽纠其偏。因而明代医家王纶指出，近世论治脾胃者不分阴阳气血，而率皆理胃，所用之药又皆辛温燥热助火消阴之剂，遂致胃火益旺，脾阴愈伤，清纯中和之气，变为燥热，胃脘干枯，大肠燥结，脾脏渐绝。若不加辨证地滥用辛温燥热之剂，可以导致胃火益盛，脾阴亏损。造成脾阴不足的原因，除了药误，还包括外感热病、七情内伤、六淫外侵、饮食不节等。脾阴不足的临床表现，明代诸医家通过临床实践，有各自的认识，其中以缪希雍的观点最具代表性。

明代诸医家从生理、病理及论治等不同方面对于脾阴理论加以广泛阐发，不仅丰富与发展了脏腑学说的内容，而且为临床治疗提出了新的有效方法，清代胃阴学说的兴起与明代医家的脾阴理论存在着学术渊源关系。

中医理论的大发展，必然伴随着本草学的发展，本草学的发展与医学理论的发展是同步的，两者紧密相联。明代既是中医理论深入研究与总结时期，也是本草学发展的重要时期，由于历代本草著作繁多，药物品种日益增加，而金元时期的药物著作都趋于简约一途，因此明代医家在前人药物研究的基础上进行了深入探讨、专题研究、考订和整理总结，出现了颇有影响、学术价值较高的个人本草学专著，其中以《本草纲目》最为著名，堪称本草学发展史上的里程碑。

正是在这样的本草学研究发展背景之下，缪希雍前后用了三十多年的时间，对《神农本草经》逐条进行参订注疏，并着眼于临床实践，著成《神农本草经疏》三十卷。在述功录验、疏义致用、明所以然方面甚至胜于李时珍的《本草纲目》。从历史言，自《神农本草经疏》后，我国的本草学可以说发展到一个新的阶段。这两部本草学巨著的问世，标志着明代对本草的研究进入了一个集前代本草学大成的时期，对后世药物学研究及临床医学发展均产生了重大影响。

二、生平纪略

明代是中国历史上政治比较稳定、封建经济高度发展的时期。明代中后期出现了资本主义萌芽，商品经济推动着对外交流、科学技术和文化的发展，医学水平亦有了显著提高。缪希雍生活在明代末期的江南地区，当时这里的政治主张和学术思想非常活跃，缪希雍身处其中，获得了比其他医家更多的与各类学者进行交流的机会，使其成为中国医学史上一位具有独特经历的医家。

关于缪希雍的生平，《苏州府志》《常熟氏族志》《明史》均有简要记述。如《苏州府志》记载：缪希雍（1546—1627），字仲淳，号慕台。常熟人。明代名医。关于缪希雍的家世，明·姚宗仪在《常熟氏族志》中记载："新巷缪希雍，有万三公谚，随宋南迁，封护驾金华大将军，将军伯子生四子：寿、福、祝、荣，为四大支，始家琴川上。"又记其父亲："缪尚志，字行达，号虞台，正德己卯乡荐，汉阳通判。"

关于缪希雍的母亲，冯梦祯《缪母周孺人墓志铭》记载："孺人姓周氏，少孤，依兄嫂，适故汉阳府通判讳某府君为次室。汉阳元配曰孙孺人，无子，孺人以良族女德见选，率生仲淳，而汉阳老矣……汉阳物故，仲淳始年十三，孺人择师傅教之甚严。既长，负气喜任侠，孺人呵之曰：'尔父以明经起家，为清白吏，儿不能以先生长者游，勉嗣父业，乃与侠少年伍是奚赖耶。'仲淳始痛自抑，谢去诸侠少年，折节下先生长者，孺人之教也。"

缪希雍家境清贫，其父早殁，幼年孤苦，体弱多病。其曾在《神农本草经疏·自序》中自述："余生也晚，亲年已衰，得于禀者固薄，故少善病。"缪希雍曾于 17 岁时患疟疾，久治不效，遂检读《黄帝内经》《神农本草经》等医书，自治而愈，自此有志于医学，可谓因病致医。缪希雍自立志从医后，便搜求医方，研究药道，博涉各种医书，尤精本草之学，认为神农本经，臂之六经，名医增补别录，譬之注疏，本经为经，别录为纬。于是钻研其理，并著《神农本草经疏》《本草单方》等书。缪希雍医德高尚，医术精湛，行医以“生死人，攘臂自决，不索谢”。时人搜集其医案，成《先醒斋医学广笔记》行世。

缪希雍从医过程中，曾与无锡名医司马铭鞠为友，切磋医道。又得以遍读常熟赵玄度所收藏的浩瀚医书，使其学识大进。壮年以后，缪希雍出游行医，曾经在江苏、福建、山东、山西、江西、湖北、湖南、河南等地到处侨寓，自称“寓公”。他一路寻师访友，切磋学问，阐明医道。他曾在南京拜访过名医王肯堂，缪希雍的见解颇令王肯堂敬佩，并在其著作《灵兰要览》中记下了当时相见的情景。此外，缪希雍还广泛结交“缁流羽客，樵叟村竖”等各阶层人士，虚心学习民间的医疗经验，搜集流传在民间的药物学知识及单方验方，并通过自己验证，将确有实效者收录下来，因此其“搜罗秘方甚富”。而对于民间经验、单方验方的应用，缪希雍亦非常认真负责，始终坚持“我以脉与证试方，不以方尝病”的原则。

缪希雍禀性豪爽，虽以医为业，但亦很关心民瘼。他主张改良朝政，所以与当时的改良政治集团——东林党人有所联系，他的第一部《先醒斋笔记》就是东林党人丁长儒为他收集刊行的。他曾跟随高僧紫柏老人学佛，经常与族兄缪昌期到无锡东林书院听东林诸士讲学，并与高攀龙等东林诸士关系密切，参与反宦官斗争，抨击朝政。由此可见，缪希雍不仅仅是一个好游的“寓公”医生，也是一位胸怀大志的革新人物。王绍徽所作《东林点将录》，将东林党人比作《水浒传》晁盖、宋江等108名天罡地煞，称缪希雍为“神医安道全”。后东林党遭魏忠贤阉党镇压，缪希雍亦遭到通缉，为避杀身之祸，曾一度迁居金坛。

当缪希雍为帮助徐贞明开垦京东水田事而北游时，其母亲寄寓在松江友人康孟修家。如丁元荐《西山日记》记载："缪仲淳丙戌北游，母夫人侨寓云间康孟修许，缪母忽病痢，孟修夫妇百方周旋，晨夕供奉，如子媳……临易箦，与孟修诀曰：吾儿虽北游，有公在，如吾子，吾目瞑矣。"

天启七年（1627），缪希雍在金坛去世，身后无子。葬于阳羡山，与缪母作伴。清康熙四十年（1701），缪希雍的内侄孙王之麟将其灵柩归葬祖茔，其家产全部捐赠常熟兴福寺，其墓在虞山脚下，人称"缪高士墓"。朱国祯的前任内阁首辅叶向高，曾经惋惜缪希雍一生没有功名，不得重用，朱国祯却说："进乎道矣，岂在爵位？古云，英雄回首即神仙！"

三、从医经历

（一）幼年时期禀赋不足，体弱多病

缪希雍父名尚志，字行达，以举人官汉阳府通判，娶妻孙氏，久不育，后续娶品行端庄贤德的周氏，晚年得子，即为缪希雍。缪希雍出生时，母亲虽较年轻，但父亲年事已高。因此，缪希雍先天禀赋相对不足，自幼体弱多病。他也曾在《神农本草经疏·自序》中自述："余生也晚，亲年已衰，得于禀者固薄，故少善病。"

（二）少年时期家道中落，玩世不恭

待缪希雍年龄稍长，家人即将其送去私塾读书，希望以此博取功名。但在缪希雍八岁时，其父尚志不幸去世，家道中落，亲朋四散。父亲的早逝，让年少的缪希雍深刻体会到了世态之炎凉。于是，他不再苦读诗书，而是变得玩世不恭，整日混迹于街头。据冯梦祯《快雪堂集·卷十五·缪母周孺人墓志铭》记载，缪希雍母亲周氏品行端庄贤德，不忍见儿子自此堕落，严厉训导曰："尔父以明经起家，为清白吏，儿不能以先生长者游，

勉嗣父业，乃与侠少年伍是奚赖耶。”在母亲的教诲下，缪希雍终于浪子回头，下决心回到正确的人生道路上来，要继承父亲的遗志，重新开始刻苦攻读诗书，准备将来考取功名，入朝为官，光宗耀祖。这一时期的经历对缪希雍的一生都有较大影响，此后其一生都似乎在证明什么是公道，什么是友谊。

（三）青年时期应举不中，弃儒习医

就在缪希雍重新发奋读书不久，其人生轨迹又因患病而发生了变化。他 17 岁时不幸患疟疾，诸医久治不效。其母亲周氏甚至求助于巫蛊，均未见效。正如他在《神农本草经疏·自序》中所述：“年十七时，为疟所苦，凡汤液丸饮巫祝，靡不备尝，终未救于病。”此时缪希雍产生了一个自己研究医书救自己的念头。于是他阅读《黄帝内经》《神农本草经》等经典医籍并深入钻研，依据自己所出现的症状加以分析。缪希雍认为，自己的病情与《黄帝内经》中所言“夏伤于暑，秋必痎疟”较为符合，即夏天伤于暑气，秋天易得疟疾。因此认为应从暑治疗，遂依据医籍开了化暑的方子，结果服用之后病情真的减轻了。此后，缪希雍又继续加减调方给自己治疗，没过多长时间，竟真的把所患疟疾治好了。如《神农本草经疏·自序》曰：“遍检方书，乃知疟之为病，暑邪所至。经曰：夏伤于暑，秋必痎疟。遂从暑治，不旬日瘳。”这件事情大大激发了缪希雍对医学的兴趣，自此有志于医学，可谓因病致医。从此，缪希雍走上了学医的道路。“嗣后，益留意医药，广集验方，遇会心处，辄笔记之，术益精进，俗医见其处方，多不能解。后以布衣游历宇内，挟医术济人，治病多奇效，名振于时”。

研读医书的同时，也让缪希雍明白了做一个好医生的必备前提：“凡为医师，当先读书。凡欲读书，当先识字。字者，文之始也。不识字义，宁解文理？文理不通，动成窒碍！”（《神农本草经疏·续序例上》）他深深体会到，学医者应当“读书穷理，本之身心，验之事物，战战兢兢，求中

于道”。

发奋读书之后，缪希雍曾在二十岁左右参加了科举考试，但一击不中，慨然弃去。由于父亲早逝，家道中落，缪希雍和母亲相依为命，为维持生计，他便在家乡设馆授徒，教授孩童读书。同时，奋志读书，精求医道。

缪希雍因家境清贫，没有多余的钱来买医书，于是选择借书研读。缪希雍家不远处有大户人家赵承谦，家里建有书楼“脉望馆”，藏有大量书籍，包括医书。缪希雍与其子赵用贤相处较好，于是选择借书来看，晚上苦读之后再奉还。经过多年刻苦研读，缪希雍已博览群书，兵农礼乐、天文地理无所不知。

赵家与中医也有渊源。赵承谦（1487—1568），字德光，号益斋。南直隶常熟人，明嘉靖十七年（1538）进士，授赣州府推官，为政廉洁，擢南京吏部主事，官至广东布政使司参议。赵用贤（1535—1596），字汝师，号定宇，生于明嘉靖十四年，卒于明万历二十四年（1596），年六十二岁，隆庆五年（1571）进士。万历初，官检讨。疏论张居正夺情，与吴中行同杖戍。居正没，起官。终吏部侍郎。卒，谥文毅。用贤刚直嫉恶，议论风发，与王道行称“续五子”，又与胡应麟等称“末五子”。著有文集三十卷，诗集六卷，奏议一卷，均记载于《明史艺文志》及《三吴文献志》《因革录》等，传于世。赵用贤之子为赵开美，父子二人均为藏书家。赵氏对中医最大的贡献，即为翻刻宋版《伤寒论》。

（四）壮年时期出游行医，自称“寓公”

缪希雍刻苦研读医书十余年，但仍感觉缺乏实践。另外，成年后的缪希雍胸怀天下，难改任侠本色，“如干将莫邪，精色射人，不可抑遏”。于是，他决定行走四方，游寓行医，寻师访友，搜集药方，精求医道。明万历三年（1575），而立之年的缪希雍拜别母亲，出游行医，四方寓居，自称“寓公”。在此期间，他一路寻师访友，切磋学问，阐明医道。在南京结识王肯堂，惺惺相惜；结识紫柏大师，意气相投。还广泛结交“缁流羽客，樵叟村竖”等各阶层人士，虚心学习民间的医疗经验，搜集流传在民间的药物学知识及单方验方，并通过自己验证，将确有实效者收录下来，因此其“搜罗秘方甚富”。而对于民间经验、单方验方的应用，缪希雍亦很认真负责，始终坚持“我以脉与证试方，不以方尝病”的原则。缪希雍禀性豪爽，虽以医为业，但亦很关心民瘼，主张改良朝政，所以与当时的改良政治集团——东林党人联系密切，结识丁元荐，并由此结识东林党魁高攀龙。

缪希雍曾在福建巡抚许孚远门下做过幕僚，许孚远一生精研理学，聚徒讲学。学宗良知，为王阳明正传。为学以克己为要，以反身寻究为攻。与当时名儒马从吾、刘宗周、丁元荐友善。许孚远著有《论语述》、《敬和堂集》八卷、《大学述》、《中庸述》等。

缪希雍在许府做幕僚期间，通过对心学的研习，其精神境界得到了大幅度的提高，他在日后的著作中，曾经多次提到医生的精神境界问题，可见他对医生的内心修养是十分重视的。例如：他曾经在“祝医五则”第四则中探讨了一个好的医生如何修心的问题：“凡作医师，宜先虚怀”，若“苟执我见，便与物对”，当“一灵空窍，动为所塞，虽日亲至人，终不获益”。意指作为医生，一定要谦虚，如若一味固执己见，而不能听取他人的意见，那么即使天天和圣人在一起，也不会有所长进的。

此外，缪希雍还在“祝医五则”第二则中，探讨了对医生读书识字的要求：“凡为医师，当先读书。凡欲读书，当先识字。字者，文之始也。不识字义，宁解文理？文理不通，动成窒碍”“望其拯生民之疾苦，顾不难哉？”他要求医生要“读书穷理，本之身心，验之事物，战战兢兢，求中于道”。就是说，如果文字功夫不好，读书可能会影响领会的，这样也就会影响到救人。

缪希雍交友广泛，其寻师访友，亦主要为了切磋学问，阐明医道。他在一次旅经南京时，拜访了明代另一位著名医学家王肯堂，二人一见如故。缪希雍发表了精辟的见解，使王肯堂十分折服，进而在相互交流医学心得的过程中成为挚友。王肯堂在其所著《灵兰要览》一书中，记下了这次相见的情景。王肯堂还曾用缪希雍的资生丸治疗其父脾胃病，使其饮食增进，年近九十而终。之后王肯堂开始使用资生丸方治疗脾胃病。

缪希雍在忙于诊务的同时，结识了丁元荐；经丁元荐介绍，又渐与东林党人高攀龙、顾宪成等人相熟。丁元荐还搜集记录缪希雍临证所用诸方刊行于世，名《先醒斋笔记》，即为《先醒斋医学广笔记》的原形。

丁元荐不仅自己与缪希雍交好，还把缪希雍介绍给其朋友，即东林党魁高攀龙。高攀龙是万历进士，因不满时势，与另外一位罢官在家的顾宪成修整了宋代家乡的一座书院，开始讲学，即为著名的东林书院。讲学每月一次，主讲程朱理学，同时谈论朝政。“风声雨声读书声声声入耳，家事国事天下事事事关心”即是该书院的对联。他们倡导“读书、讲学、爱国”的精神，引起全国学者普遍响应，一时声名大振。东林书院亦成为江南地区人文荟萃之区和议论国事的主要舆论中心，逐渐形成政治势力，甚至影响到大明的命运，历史上称之为东林党，高攀龙正是首领。

（五）老年时期避祸金坛，终老异乡

天启四年（1624），东林党人杨涟，因弹劾魏忠贤二十四大罪被捕，与左光斗、黄尊素、周顺昌等人同被杀害。魏忠贤又使人编《三朝要典》，借红丸案、梃击案、移宫案三案为题，毁东林书院，打击东林党。东林著名人士魏大中、顾大章、高攀龙、周起元、缪昌期等先后被迫害致死。齐楚浙党又造天鉴诸录，加东林以恶名，并列党人榜于全国，每榜少则百人，多至五百余人，凡列名者，生者削籍，死者追夺，朝中善类为之一空。魏忠贤还指使党羽制造《东林点将录》，将著名的东林党人分别加以《水浒传》一百零八将绰号，企图将其一网打尽。缪希雍被称为“神医安道全”，

也同时受到牵连，虽避祸金坛，但仍冒险为东林党人传递消息。天启七年（1627），缪希雍去世，终老异乡。

（六）重视医德，提出“祝医五则”

缪希雍重视医德在治病救人过程中的重要作用，提出有影响的“祝医五则”。

1. 要为医师，须先有悲悯之心

《神农本草经疏·卷一·祝医五则》指出：“凡人疾病，皆由多生不惜众生身前，竭用人财，好杀鸟兽昆虫，好箠楚下贱，甚则枉用毒刑，加诸无罪，种种业因，感此苦报。”而作为医师，为人司命，见此苦恼，当兴悲悯，因此应详检方书，精求药道，谛察深思，务期协中。必须时时谨记精研纲常，若药不对病，病不对机，二旨或乖，则下咽不返。人命至重，冥报难逃，须时时谨记。

2. 要为医师，当先读书

《神农本草经疏·卷一·祝医五则》指出：“凡为医师，当先读书。凡欲读书，当先识字。”认为字者，文之始，只有识字，方能深刻理解文中含义。若不识字义，宁解文理，文理不通，动成窒碍。虽诗书满目，于神不染，触途成滞，并不能治病救人。读书必须深究其深层含义，读书穷理，本之身心，验之事物，上下求索，求中于道，才能将疾病治愈，才能称得上大医儒医。否则都是俗工，不可以言医。

3. 要为医师，先当识药

《神农本草经疏·卷一·祝医五则》指出：“药之所产，方隅不同，则精粗顿异。收采不时，则力用全乖。又或市肆饰伪，足以混真。苟非确认形质，精尝气味，鲜有不为其误者。譬诸将不知兵，立功何自。医之于药，亦犹是耳。”又曰：“既识药矣，宜习修事。《雷公炮炙》，固为大法。或有未尽，可以意通。”指出“必期躬亲，勿图苟且。譬诸饮食，烹调失度，尚不益人，反能增害，何况药物关乎躯命者也，可不慎诸”。

4. 要为医师，宜先虚怀

《神农本草经疏·卷一·祝医五则》中，缪希雍指出必须有谦虚谨慎的态度，若偏执己见、自以为是而不客观观察事物，必影响疾病的观察与治疗。“灵知空洞，本无一物。苟执我见，便与物对。我见坚固，势必轻人。我是人非，与境角立。一灵空窍，动为所塞，虽曰亲至人，终不获益。白首故吾，良可悲已。执而不化，害加于人，清夜深思，宜生愧耻。况人之才识，自非生知，必假向学。问学之益，广博难量。脱不虚怀，何由纳受。不耻无学，而耻下问。师心自圣，于道何益。苟非至愚，能不儆省乎！”

5. 要为医师，必须重其本业

《神农本草经疏·卷一·祝医五则》中，缪希雍指出，医师若不患道术不精，而患取金不多，舍其本业，专事金钱利禄，以希世重。纵然取得多金，无拔苦力。亦不算为大医。作是思惟，则医师职业是苦非乐。“故当勤求道术，以济物命。纵有功效，任其自酬，勿责厚报。等心施治，勿轻贫贱。如此则德植厥躬，鬼神幽赞矣”。

以上祝医五条，皆关乎医师才品道术，利济功过。缪希雍指出，若合于“祝医五条”，则能精进于道，“仰愿来学，俯从吾祝，则进乎道而不囿于技矣”。缪希雍注重医德之树立，将其立为为医之首务。

缪希雍年谱：

明嘉靖二十五年丙午（1546） 出生

缪希雍出生于江苏常熟虞山之湖滨。

明嘉靖三十七年戊午（1558） 十三岁

父尚志病故。母周氏择师教之，习举子业。据冯梦祯《快雪堂集·卷十五·缪母周孺人墓志铭》记载：“汉阳物故，仲淳始年十三，孺人择师傅教之甚严……勉嗣父业。”朱汝贤《缪仲淳先生方药宜忌考序》曰：“予友仲淳少列渊颖不羁之目，于书无所不窥，故业举子。”

明嘉靖四十一年壬戌（1562） 十七岁

据《先醒斋广笔记·卷一·疟》记载：“时淳年十七，为疟所苦，凡汤液丸饮巫祝，靡不备尝，终无救于病。遍检读方书，乃知疟之为病，暑邪所至也。经曰：夏伤于暑，秋必痎疟。遂从暑治，不旬日瘳。”《神家本草经疏·自序》曰：“予……少善病，长嗜方技，僻耽药妙。”同书卷十一“草石蚕”中记载：“予少时见一老医，治毒痢下血久不愈，方中有之，后予按其法试之良验。”高攀龙《高子遗书·卷九下·缪仲淳六十序》曰：“闻君高义，不闻君良于医如是！仲淳笑曰：吾少焉病而习之，颇得古人微处，语世人，世人不解焉。”

明嘉靖四十四年乙丑（1565） 二十岁

应举不中，家道中落。在里中设馆授徒，奋志读书，精求药道，用存利济，并涉堪舆等方术。教学之余，时去同里赵用贤家借读善本医书，每有所得，辄作笔记。据朱汝贤《缪仲淳先生方药宜忌考序》记载：“故业举子，一击不中，慨然弃去。学书学剑，旁通形家言，学殖业厚，世无知音。乃其志笃于活人，无所试而试诸医。”据龚立本《烟艇永怀·卷三·邑里亲朋》记载：“孤贫刻砺，初教授于里中……兼通青乌、肘后诸书。”《神农本草经疏·题词》曰：“予以绵质，性复疏戆，本不堪尘俗，年方弱冠，值门户衰冷，世累纠缠，以是多见愤激碍膺之事。”

明隆庆六年壬申（1572） 二十七岁

久经揣摩，医道已成。春，治愈赵景之梦遗证。据龚立本《烟艇永怀·卷三·邑里亲朋》记载：“裹足读书，里中人莫之识也，久之，揣摩成。”《先醒斋医学广笔记·卷二·虚弱》曰：“赵景之太史未第时，因肄业劳心太过，患梦遗证已三四年矣……壬申春，偶因感冒来邀诊视，谈及前证之苦。予为之疏一丸方，以黄柏为君，佐以地黄、枸杞、莲须、鳔胶、山茱、五味、车前、天麦门冬之类。不终剂而瘳。”

明万历三年乙亥（1575） 三十岁

开始游寓行医，寻师访友，搜集医方，精求药道。治愈杨纯父幼儿内伤寒热证。侨寓之后，年必两度回乡扫墓，会亲访友。据钱谦益《又学集·本草拔萃序》记载：“少苦疢疾，壮多游寓，所致必访药物，载刀笔。”《先醒斋广笔记·丁元荐序》记载：“生平好游，缁流羽客，樵叟村竖，相与垂盼睐，披肝胆，以故搜罗秘方甚富……多侨寓，所至称寓公。”

明万历七年己卯（1579） 三十四岁

秋，在南京，与王肯堂相晤，共谈医道，传其秘方资生丸于王肯堂。嗣后，数与王肯堂会诊。据王肯堂《灵兰要览·卷一·呕血》记载：“岁己卯秋，始晤缪仲淳于白下，相得甚欢。忽谓余曰：补血须用酸枣仁，余洒然有省。”王肯堂《类方证治准绳·类方·不能食·资生丸》曰：“余初识缪仲淳时，见袖中出弹丸咀嚼，问之，曰：得之秘传，名资生丸，饥者服之饱，饱者食之即饥。因疏其方，余大善之，而犹不信其消食之功，已于醉饱后顿服二丸，径投枕卧，夙兴了无停滞，始信此方之神。先恭简年高脾弱，食少痰多，余龄葆摄，全赖此方，因特附着于此，与世共之。”

明万历十年壬午（1582） 三十七岁

师从真可学禅，手抄真可著作，捐资助刻《方册大藏经》，并任筹集资金的缘首。

明万历十四年丙戌（1586） 四十一岁

开始北游。行前将老母委托康孟修赡养，其母于四月十八日病故，未及亲敛。游经徐州，赋有《四月彭城道中》七绝一首：“征人极目草萋萋，无限风尘逐马蹄。遥忆江南春事尽，名花开遍到棠梨。”过山东，历河北，抵于京师，与徐贞明相晤，助其谋划在西北开垦水田，深受徐氏敬爱。岁末，离京南返。

明万历十五年丁亥（1587） 四十二岁

春，治史岳亭温病。后移居长兴之下箸里，与丁元荐订交，居处相邻，过从甚密。

明万历十七年己丑（1589） 四十四岁

在无锡，治愈王兴甫停食发疟症。由此与东林党魁高攀龙论交。缪希雍诊王兴甫案，首创胆囊炎触诊法，早美国墨菲医生所创墨菲征近三百年。

明万历十八年庚寅（1590） 四十五岁

十一月二十日，在常州，迎冯梦祯于旅途。据冯梦祯《快雪堂日记》记载："（庚寅年十一月）二十一，早飞雪，阴晴之间，吴之矩送到中溪而别，又行十余里，遇缪仲淳自昆陵相迎。"

明万历二十年壬辰（1592） 四十七岁

夏，治愈高攀龙次子暑病。是后，又治愈高氏家人、亲朋等十余人重病。期间与高攀龙书信往来议政，高氏有书奉答。

明万历二十一年癸巳（1593） 四十八岁

二月初六日，致书冯梦祯，托杨继盛作传。别贺知忍，泛舟远游湖南、湖北、江西等地。在镇江下舟，赋有《江行怀古》七绝一首："铁瓮城头雾气笼，江流长锁秣陵东。悬知霸业千秋事，惟有青山片片同。"后过湖北黄州镇，被雪所阻。作《阻雪黄州道中》五律一首："岁晚犹为客，黄州雪里过。远看银岭出，仰视玉星罗。野店闻鸡早，寒窗见月多。此时杯酒尽，乡思欲如何。"

明万历二十七年乙亥（1599） 五十四岁

入江西，在南昌识医官邓思济，传其秘方；在九江得宋氏"痘科异治"一卷。秋，访汤显祖于临川。汤氏有诗记文。据汤显祖《玉茗堂诗·卷九·忽见缪仲淳》曰："屏风叠里雁初回，滟滟湖天片月开。紫柏去时春色老，可中还有到人来”“数滴瓶泉花小红，丝丝禅供翠盘中。秋光坐对蒲塘晚，一种香清到色空。”

明万历二十八年庚子（1600年） 五十五岁

秋，祖母病，留湖滨促治后事。曾致书汤显祖，邀之返任，敦劝其出山（是年汤氏弃遂昌县令之职已年余，但尚未被除名），汤氏有书及诗奉答。

明万历二十九年辛丑（1601） 五十六岁

收同里李枝为学徒。开始撰述《神农本草经疏》。

明万历三十年壬寅（1602） 五十七岁

冬，与昆山文人张大复相识于邑之唐市，翌日，大复求诊，为定两方而别。后治愈王肯堂姑母孙氏鼻塞不闻香臭症。据张大复《梅花草堂笔谈·卷十二·缪仲淳》记载：“忆与仲淳交，自壬寅马径庵始。”同书卷二“冬……道遇仲淳……拉往马径庵，遂留宿，诘旦，求诊于仲淳，为定两方而别”。

明万历三十一年癸卯（1603） 五十八岁

与金坛于玉立、长兴丁元荐、常州沈伯和、丹阳贺学仁、松江康孟修、同里钱谦益诸人订金兰之盟，被尊为兄长。十一月，妖书事起，其师真可、友郭正域、契弟于玉立、门生沈令誉等被诬陷。据《明史·郭正域传》曰：“妖书事起……先后捕僧人达观，医者沈令誉等，从令誉床头获片纸，语连归德门人刑部郎中于玉立，吏部郎中王士麒……皆削籍。”“妖书”案，为万历朝由争国本而引起之事件。真可等人为止矿税，触怒权贵，因而被诬。

明万历三十二年甲辰（1604） 五十九岁

病蓄血发热，经王肯堂治愈。据王肯堂《伤寒证治准绳·入门辨证诀》曰：“余友缪仲淳每服滋补药丸多至数两，忽发热不已……余用蓄血法治之，方煎饮，仲淳闻气曰：一何香也，饮已而热退，明日下黑粪斗许而愈。”

明万历三十三年乙巳（1605） 六十岁

《神农本草经疏》脱稿。无锡郡众举觞祝先生六十寿诞，高攀龙作《缪仲淳六十序》。秋，收同邑儒生马兆圣为徒。

明万历三十四年丙午（1606） 六十一岁

嘱从外甥婿毛清善训其子毛晋。据《国立中央图书馆刊》第一卷第四号，钱大成《毛子晋年谱稿》记载："同邑缪希雍为先生叔祖，意气嶷然，少所许可。于先生髫年便相嘉叹！谓虚吾公曰：此子风气日上，足散人怀，其善训之。"

明万历三十六年戊申（1608） 六十三岁

举荐毛清与邑令杨涟。堂弟起龙，被杨涟聘为义师。王肯堂辑《证治准绳》六种，皆经缪希雍参订，于是年完成，先后刊行于世。

明万历三十八年庚戌（1610） 六十五岁

门人张应遴辑《海虞文苑》，选录缪希雍《祭邵麟武文》一篇，《阻雪黄州道中》等诗十一首。

明万历三十九年辛亥（1611） 六十六岁

党争加剧，齐、楚、浙三党声势相倚，大肆攻击东林党。丁元荐汇录缪希雍医案、验方等，编辑《先醒斋笔记》。

明万历四十一年癸丑（1613） 六十八岁

春，《先醒斋笔记》完稿，刊行于长兴。

明万历四十三年乙卯（1615） 七十岁

正月，治李季虬内热生风证。

明万历四十四年乙卯（1616年） 七十一岁

仲冬，门人马兆圣述师传，成《医林正印》十卷付刊。

明万历四十五年丁巳（1617） 七十二岁

五月，过金坛，治庄敛之泄泻。由长兴迁居金坛。庄敛之，名继光，金坛人。官江阴司训。曾协助缪希雍编纂《炮炙大法》等书。

明万历四十六年戊午（1618） 七十三岁

《本草序例》十二卷，《先醒斋笔记》一卷，被殷仲春录入《医藏目录》。介绍外孙毛晋从学于钱谦益。

明天启二年壬戌（1622） 七十七岁

仲冬，应庄敛之之请，将丁元荐所辑《先醒斋笔记》增广成《先醒斋广笔记》四卷，刊于金坛。

明天启四年甲子（1624） 七十九岁

仲春，《方药宜忌考》十二卷，朱子黯删订刊行。校订王叔和《脉经》十卷据《脉影归指图说》二卷，刊行。王绍徽编《点将录》，称缪希雍为“神医安道全”。王绍徽，陕西咸宁人，万历二十六年进士。授邹平知县，擢户部给事中，与汤宾尹等共排东林党人。天启四年召为左都佥御史，次年晋吏部尚书，仿民间《水浒传》编东林一百零八人为《点将录》，献于魏忠贤，按名斥逐捕杀。

明天启五年乙丑（1625） 八十岁

三月，为所撰《神农本草经疏》补写“题辞”，授于毛晋、李枝、康元浤、顾澄先、戈汕等相与校对。六月，《神农本草经疏》稿经李枝、顾澄先等校仇，成定本，开镌于毛晋汲古阁。是年，阉党开始大肆残害东林党人。杨涟、顾大章、左光斗、魏大中等首批陷捕入狱致死。钱谦益、沈伯和被削籍。

明天启六年丙寅（1626） 八十一岁

阉党又逮高攀龙、缪昌期、周顺昌、周起元、李应升等。高攀龙自沉于池，缪昌期等俱死于狱。

明天启七年丁卯（1627） 八十二岁

冬，客死于金坛寓所，由于润甫、冯梦祯、史鹤亭等友人经纪其后事，暂厝于阳羡山中。

明崇祯六年癸酉（1633） 逝世后六年

遗稿《本草单方》19卷，刊行。

明崇祯十四年壬午（1642） 逝世后十五年

《先醒斋广笔记》由门人李枝“删其余论，附以臆说”后再版。名为《先醒斋医学广笔记》。

清康熙四十年辛巳（1701） 逝世后七十四年

由内侄孙王之麟将其灵柩归葬于祖茔。是年，兴福寺常住僧立“明高士缪慕台公祖墓，高士内侄孙王之麟、内侄曾孙五昇奉祀”碑于墓侧。

墓碑在20世纪60年代佚失，墓亦荒废。1982年11月，经常熟市文物管理委员会重加修葺，公布为市文物保护单位。1983年夏，重镌碑文：“明名医仲淳缪希雍之墓。公讳希雍字仲淳，精本草之学，作《本草经疏》及《先醒斋笔记》。为人电目戟髯，好谈古今国事如指掌，实高士也。癸亥孟夏重修。”

缪希雍治学，一方面注重收集药方，取诸家之长；同时又主张师古而不泥古，认为古今时气变异、方土有殊，且人之体质不同，不能套用古方治今病。其阐发外感热病，善用清法、固护津液、速逐热邪的治疗见解，在整个中医学外感热病论治的发展过程中具有承前启后的作用，对后世温病学理论与实践有着重要的指导意义，尤其对于清代温病学说和学派的形成都产生了深远的影响。他倡导脾阴之说，论治脾胃主张区别阴阳，而更侧重于脾阴；对脾肾关系较为重视，倡脾肾双补。在论治气血病方面，创“吐血三要法”。论治中风，倡导“内虚暗风说”。对本草学的贡献在于专列疏注、主治参互、简误三项栏目，创本草文献体例之新，并全面总结炮制大法。其学术思想和临证经验，对后世产生了深远的影响。

缪希雍

著作简介

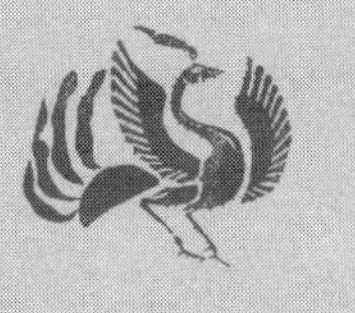

缪希雍著有《先醒斋医学广笔记》《神农本草经疏》《本草单方》等书，均为医界所称许。兹就上述著作，做如下简要介绍。

一、《先醒斋医学广笔记》

《先醒斋医学广笔记》，原名《先醒斋笔记》，四卷。为缪希雍门人丁元荐搜集缪希雍常用之方及部分治验而成，是一部笔记体裁的医学著作。后经缪希雍补充，增益群方，兼采本草等常用药物，并补入伤寒、温病、时疫、治法要旨等内容，特别是补充了伤寒热病的治疗经验及常用药物的炮炙方法，易名为《先醒斋医学广笔记》，简称《广笔记》，可谓缪希雍一生学术经验之荟萃。

本书内容为缪希雍医案和验方之汇集，总计约 12 万字。卷一论述中风、寒、暑、疟、痢、泄泻诸疾；卷二论述脾胃、虚弱、吐血、消渴、妇人诸疾；卷三论述幼科、肿毒、杂症诸疾；卷四论述炮制大法，选取常用药物 433 种，按照《雷公炮炙论》加以增删，并附以用药凡例。

前三卷，主要是缪希雍对内、外、妇、儿各科常见病的临床诊治心得、验案、效方，并总结了一些病证的治疗规律，如中风治法大略、伤寒三阳三阴治法总要、脾胃病的治疗经验及“吐血三要法”等。缪希雍的医学理论和治疗方法大都别开生面，如论病邪从口鼻而入，治伤寒独重阳明，疗脾胃擅益脾阴，治吐血宜降气行血，论中风倡导内虚暗风，凡此等等。缪希雍精于临床，《广笔记》中还记载了大量验案，除缪希雍本人所治医案之外，还包括王肯堂、司马铭菊、陈丹崖、朱员斋、黄绮云、缪希雍门人张选卿，乃至一些无名医生的经验。这些验案为其他医籍所未见。

卷四详细论述了药物的“炮炙大法”和“用药凡例”，是缪希雍弟子庄继光恭听其口授而记录的，主要针对时医忽视药物炮炙的现实情况而作。书中就四百多种药物逐次讨论，缪希雍按《雷公炮炙论》删繁举要，补阙拾遗，或裁以己法，或自加阐发，结合他所选择的当时常用的四百多种药物，详细论述了炮、爆、炙、煨、炒、煅、制、度、飞、伏、镑、杀、晒、曝、露等各种药物的炮炙方法及其畏、恶、宜、忌等。其书末所附“用药凡例”，对丸、散、汤、膏的制法和适应证，以及煎药、服药法、宜忌和六陈、十八反等内容，都一一做了论述。句字出入必严，点画之几微必审，以补前人之未逮。深刻地揭示了炮制对中药药性及临床疗效的重要作用，对中药炮制学的发展做出了重要的贡献。

缪希雍刻印此书之目的，是为了方便群众。正如他在该书“自序”中所言：“庶穷乡僻邑，舟次旅邸，偶乏明医，俾病者按方施治，以瘳疾苦，则是书或有补于世也夫！敛之曰：善。”因此，书中所载方剂大多切合临床实际，问世之后对医林产生很大影响。如：集灵方，王孟英将其收入《温热经纬》，易名集灵膏，并谓之：“峻补肝肾之阴，无出此方之右者。”此外，保胎资生丸与脾肾双补丸亦流行于江南药肆。

此书体现了缪希雍的学术观点、心得体会和辨证施治的经验，书中有论，有案，有方，有药，议论精当，内容丰富，语简法备，切合实用，为后人所重，是明清时期论述药物炮制的重要著作，对学习、研究中药炮制法及用药注意事项，对中医理论研究及临床均有参考价值，确是一本很有价值的临床诊疗与处方用药的参考书。

二、《神农本草经疏》

《神农本草经疏》，又名《本草经疏》，共计30卷，是缪希雍晚年的著作，更是他研究本草学三十余年的心得。缪希雍感慨于历代本草大多只录载药物的性味功效，而对于每味药物为何有这样或那样的作用大多未曾详加解说；各本草著作的论述虽简洁明快，却失于笼统和简单，对药物的理解和运用均不利。因此奋然鼓念，对常用药物详疏其义，阐释药物功效之所以然。正如其在本书自序中所言："据经以疏义，缘义以致用；参互以尽其长，简误以防其失。而复详列病忌药忌，以别其微；条析诸药，应病分门，以究其用；刊定七方十剂，以定其法；阐发五脏苦欲补泻，以畅其神；著论30余首，以通古今之变，始悉一经旨趣。"这即是缪希雍撰著此书的缘由和此书的主要内涵。

《神农本草经疏》卷一、卷二，为"续序例"上、下。续序例上，论述药物的性味主治等内容，载有医论著作30余篇；续序例下，将药物与辨证结合论述，分列诸病应忌药总例及阴阳表里虚实、五脏六腑虚实、六淫、杂证、妇人、小儿、外科七门。卷三至卷二十九，依《大观证类本草》对药物的编次方法，疏注药物有部分混杂者，为之移正，分玉石部、草部、木部、人部、兽部、禽部、虫鱼部、果部、米谷部、菜部十类论述；每部又再分为上、中、下三品。将部分《证类本草》中的药物，分别用注疏的形式加以发挥。其末卷为补遗，收载《证类本草》中未载或未详之药。

本书共收载药物1400余种，经缪希雍诠释者近500种。其对药物的疏解详尽而实用，以《神农本草经》为经，以《名医别录》为纬，再参以诸家论治。每疏一药，均先引录《神农本草经》等书有关该药性味功效的论述，继之根据经文所载义项予以发挥解说，每药之后又附有"主治参互"

和“简误”两项，来考证药效及处方、宜忌等。对药物主治交互参证，以分别药物的功用所在；对历代以来的一些不经之说，或临证之际的用法宜忌，以“简误”予以论证，对药物的功效用或补或泻，或清或温等作用予以界定。

《神农本草经疏》书成后，曾由“门人李季虬氏，几经参录，悉以付新安吴康虞氏，刻之金陵未竟而遗焉”，后由顾澄先“检其存稿若干卷，按部选类，汇得全帙，细复检阅，以为定本”，于明天启五年乙丑（1625）付梓，即海虞毛氏绿君亭刊本。至清光绪十七年辛卯（1891），周学海将此书收入《周氏医学丛书》。1980 年，江苏广陵古籍刻印社据周氏本而重印之。

缪希雍对药物的详细疏注，重点在于阐发药性理论，介绍用药经验，详明药理及病忌、药忌，同时还辨析药物的名实种类等，对于临床用药有其独到见解，对于理解药物的性味功效多有裨益，对临床医家的用药组方亦富有指导价值，是为中医临床不可不读之书。这是其研究本草学毕生精华之所在，是古代诠释本草学成就很高的著作，对后世影响较大，故有“《经疏》出而《本草》亡”之说。此外，本书征引文献十分广博，其中包括《千金方》《唐本草》《开宝本草》《本草衍义》，以及陈藏器的《本草拾遗》等书，很好地保存了明以前的文献。

三、《本草单方》

《本草单方》，共计 19 卷，为缪希雍依据《神农本草经疏》及其他医家著作，从中摘录出实用、有效的单方、验方、效方、秘方，及其毕生搜罗的民间疗法及秘方编撰而成。在缪希雍去世之后，由康文初、庄继光分类编次成书，以便于医者及病家按病对治，如《本草单方·引例》所言，“可救贫寒之不辨医药者”。

全书分列内外妇幼及杂治等科，每卷之中又各分证类，使读者循目易查。涉及各科近200种病证，共收单方4000余首，引用医著400余种。而且一证多方，其中有一证多达140个单方者。所载方剂大都为古代和当时实用而有效的名方、单方、秘方，并有缪希雍“得秘授，悟真诀”的秘方和验方。每方均注明其出处、配伍、剂量、炮制方法、加减变化、服法、禁忌等。本书为我国清代之前的单方、验方、秘方之大全，是一部有临床参考价值的方书。

缪希雍

学术思想

一、学术渊源

缪希雍作为明代末年的著名医家，在学术上既尊崇经典，又勇于批判创新；既重视理论，又能验诸实践；既重视历代医家的学验名方，又能采集民间的妙药单方。

缪希雍访无锡名医司马铭鞠为友，刻苦研习，切磋医道。又得以遍读常熟赵玄度所收藏的浩瀚医书，学识大进。壮年以后，缪希雍出游行医，曾经在江苏、福建、山东、山西、江西、湖北、湖南、河南等地，到处侨寓，自称“寓公”。他一路寻师访友，切磋学问，阐明医道。如曾在南京拜访过名医王肯堂，缪希雍所阐述的见解，颇令王肯堂敬佩，并在其著作《灵兰要览》中记下了当时相见的情景。此外，缪希雍还广泛结交“缁流羽客，樵叟村竖”等各阶层人士，虚心学习民间医疗经验，搜集流传在民间的药物学知识及单方验方，并通过自己验证，将确有实效者收录下来，因此其“搜罗秘方甚富”。而对于民间经验、单方验方的应用，缪希雍亦很认真负责，始终坚持“我以脉与证试方，不以方尝病”的原则。

缪希雍临证常依据经典，并受名家的影响。缪希雍少年时，多年患疟疾，久治不愈，因研读《黄帝内经》，从《素问》“夏伤于暑，秋必痎疟”中得到启发，按照暑邪治疗疟疾，竟获痊愈，从此尊崇经典，其著作中多篇内容均引用经典。缪希雍曾言：“熟读仲景书，即秘法也。”缪希雍对经典的推崇，由此可见一斑。此外，李杲、朱丹溪和刘完素等金元医家的学术思想，也对其产生了一定的影响。如在其著作《神农本草经疏·卷一·论似中风与真中风治法迥别误则杀人》中，就提及朱丹溪和刘完素对中风的辨证思想，以论证自己的见解。但缪希雍虽推崇中医名家和经典著作，但并不拘泥于此，他在临证中细心体察，善于总结，并坚持自己的观点，字里行间均体现出“变通”的理念，从中风的“因地制宜”，伤寒的“时地议”开始，“变通”就成为一条线索贯穿于其著作之中。

缪希雍论伤寒温疫从口鼻而入，发吴又可之先声；论治伤寒热病，独重阳明，继承并发展了张仲景学说，对清代温病学家有很大启发；其吐血三要法，对治疗血证有重要指导意义；其降气法、补脾阴法及有关“内虚暗风”的论治，均为后世叶天士等医家所宗。此外，缪希雍善用轻清灵活、甘寒柔润之剂，开当时医学之新风，亦对清代的江南医学有举足轻重的影响。

缪希雍之亲炙门人为李枝。继承缪希雍之学的，还有顾澄先、庄继光、康文初，周维墀、徐鹏、张应遴、荣之迁、马瑞伯等。除此之外，还一传青瑶轩主人刘默，再传刘紫谷、叶其辉。

二、学术特色

（一）阐发外感热病

广义伤寒，是外感热病的统称。缪希雍认为，伤寒是“关乎死生之大病”，因此对本病的论治十分重视。缪希雍对于伤寒的论述，主要体现在其代表著作《神农本草经疏·卷二·续序例下》和《先醒斋医学广笔记·卷一·寒》中。两书所载的伤寒专论内容基本相同，既吸取了张仲景《伤寒论》的学术思想和诊治经验，又进行了精心化裁和大胆补充。其辨证立法多“独开门户”，颇具创见，施治又“不尽用方书所载”，自成一家之言。

1. 伤寒时地议

缪希雍所论“伤寒”指广义伤寒。如《先醒斋医学广笔记·卷一·寒·伤寒时地议并六经治法》曰："伤寒者，大病也。时者，圣人所不能违者也。以关乎死生之大病，而药不从时，顾不殆哉！仲景，医门之圣也，其立法造论，后之明师如华佗、孙思邈辈，莫不宗之。汉末去古未远，风气犹厚，形多壮伟，气尚敦庞，其药大都为感邪即病而设。况南北地殊，厚薄不侔，故其意可师也，其法不可改也。循至今时，千有余年，风气浇矣，人物脆矣。况在荆杨交广梁益之地，与北土全别，故其药则有时而可改，非违仲景也，实师其意，变而通之，以从时也。如是则法不终穷矣。故作斯议……以从时议。"缪希雍此论，旨在说明论治伤寒要区别时代不同，发病地点不同，病情不一，则治疗亦不同。张仲景为医门之圣，依据他所处的时代、地域特点而著《伤寒论》一书，可有效论治伤寒，但由于古今风气不同，南北水土有异，《伤寒论》仅对古时北土感邪即病的伤寒而设，今时南方多热病，医者当师《伤寒论》之义变而通之，即使改变了张仲景方药，亦不违背其用药之原意。缪希雍此论充满了辨证施治、灵活变通的思想。

2. 伤寒易热化

明代末年，温病学说尚未成熟，医家尚统称外感热病为伤寒。但缪希雍在临床实践中已认识到温热致病的广泛性，并对温热病的病因病机与传变规律有了一定的了解，这些都体现在其伤寒易于热化的观点之中。

缪希雍此处所论之伤寒多指温热病，而非冬月正伤寒。其在《先醒斋医学广笔记·卷一·寒·辨验外感真伪法》中论曰："凡外感必头疼，其疼不问昼夜，探其舌本，必从喉咙内干出于外，多兼烦躁。"指出若外感风寒在表，必口中和而不烦躁，此见烦躁口干，为邪热入里伤津之象；而其头疼不止，多是毒火充斥的缘故。这种情况，多在温热病中出现。伤寒易于热化，以热证居多，是缪希雍的主要见解之一，其主要论点有二：

（1）邪从口鼻而入，阳明证独多

对于外感病邪侵入人体的途径，历代医家大都遵循《灵枢·五变》之“百疾之始期也，必生于风雨寒暑，循毫毛而入腠理”的训律，进行临床实践和发挥。缪希雍则另辟蹊径，大胆提出邪经口鼻侵入人体的观点。他认为口鼻为肺胃之门户，无论是伤寒还是温疫，必经口鼻而入，且发病多在阳明。他在《先醒斋医学广笔记·卷一·寒·春温夏热病大法》中论曰：“伤寒、温疫，三阳证中，往往多带阳明者，以手阳明经属大肠，与肺为表里，同开窍于鼻；足阳明经属胃，与脾为表里，同开窍于口。凡邪气之入，必从口鼻，故兼阳明证者独多。”由于伤寒温疫的致病之气非外感风寒，这种邪气的特性也决定了其入侵途径为口鼻。邪从口鼻而入，必以肺胃为邪伏之地。胃属足阳明，肺虽属手太阴，但与手阳明大肠相为表里，故阳明证独多。而阳明病本属热属实，故易于热化。

（2）江南多温热，三阴少直中

缪希雍认为，病传三阴，传经属热，直中属寒。江南气候温暖，无刚劲之风，多温热之病。因而直中者少，临证所见之三阴里证，多属热属实。所谓：“若大江以南……天地之风气既殊，人之所禀亦异。其地绝无刚猛之风，而多湿热之气，质多柔脆，往往多热多疾。”缪希雍在《先醒斋医学广笔记·卷一·寒·三阴治法总要》中指出：“三阴病，其证有二，一者病发于三阳，不时解表，以致邪热传入于里。虽云阴分，病属于热。粪结宜下，腹满不可按宜下，有燥粪协热下利宜下……若从无阳邪表证，从不头疼、发热，寒邪直中阴经，此必元气素虚之人，或在极北高寒之地，始有是证。法宜温补以接其阳，附子、人参、干姜、官桂，大剂与之。”

3. 伤寒六经辨治

缪希雍的伤寒六经辨治，并不囿于前人之窠臼，而是有所创新。他既能守张仲景之法，又有变通，用药亦因时因地制宜。

如对太阳之治，就不用麻桂之剂，而是自制辛平解表轻剂羌活汤（羌活、葛根、杏仁、前胡）加减，祛风散寒除湿，以适应江南之地“从无刚劲之风，而多有湿热之患”的特点，而羌活正是祛风散寒除湿之要品，故以为君。同时，他认为，治太阳即要顾及阳明，所以方中配伍葛根。并指出如果是在秋深冬月，应用此方，亦可酌情加紫苏、葱白；如冬月天气严寒，感邪即病，服用此方不得汗，加麻黄一钱，生姜四片，得汗勿再服。如病人自觉烦躁，喜凉不喜热，并兼口渴，是即将传入阳明之象；如患者表现为头疼，遍身骨疼不解，或兼口渴，鼻干，目疼，不得卧，即为太阳阳明证，应在羌活汤中加生石膏、知母、麦冬，大剂与之，既能顾太阳之表，又能清热生津以护阳明之里，使病人得汗而解。

阳明证有经、腑等证之别，对于正阳阳明之胃家实，缪希雍提出宜从经证治之，宜急解其表，并将白虎汤化裁为竹叶石膏汤，大剂与之。对于阳明发狂，登高而歌，弃衣而走，而大便不秘结者，缪希雍认为当清不当下，以大剂量的石膏、知母、麦冬、大青叶、甘草等药治之。对于表证已罢、邪结于里的阳明腑实证，则用调胃承气汤或小承气汤下之；若用小承气汤不解，换大承气汤。但缪希雍强调“勿大其剂”，并认为“大便不硬者，慎勿轻下”。

对于少阳病，缪希雍则一本仲景之法，认为不可用汗、吐、下三法，只宜和解，用小柴胡汤加减。

对于三阳合病，患者表现为脉大上关上，但欲睡眠，目合则有汗，为阴津内枯而虚热较甚，药用百合、麦冬、炙甘草、知母、竹叶、瓜蒌根、鳖甲、白芍等，其用药重视养阴生津，而有别于白虎汤，发挥了张仲景之说。

对于三阴之病，缪希雍认为其传经属热，宜清热、通下、和里，不能误用芒硝妄下而伐真阴；若患者为元气素虚之人，或在极北高寒之地，病人从无阳邪表证，为寒邪直中阴经者，治宜温补以接其阳，用大剂量附子、人参、干姜、官桂等；待阳回寒退之后，即以平补之剂调理，而不应过用桂、附，以防其毒。

4. 春温夏热病辨治

缪希雍认为，冬伤于寒，至春则变为春温，患者大都表现为头疼发热，或渴或不渴，三阳证俱，治疗宜用辛温，佐以辛寒，以解表邪。太阳宜羌活汤；阳明宜白虎汤，无汗不呕者间用葛根汤；若少阳往来寒热等证出现，则不可用汗、吐、下三法，而只宜用和解少阳之小柴胡汤。伴有口渴，去半夏，加瓜蒌；耳聋热盛，去人参，加麦冬、知母、瓜蒌根；口渴也要加麦冬、知母、瓜蒌根。

至夏则变为热病，其表证大约与春温相同，但热与温相比则邪气更烈。治疗时解表用白虎汤、竹叶石膏汤。若有太阳证则加羌活；有少阳证则加柴胡、黄芩；如果发斑则加玄参、栀子、桔梗、鼠粘、连翘、大青叶和青黛，并须与大剂。

春温、夏热二证，若出现邪已结内，则宜按察病位。若邪结于中焦，大便硬结，用小承气汤、调胃承气汤下之；若邪结下焦，少腹坚痛，才可用大承气汤下之。

5. 外感热病辨治特点

（1）重视阳明，善用清法

缪希雍认为，外感热病以阳明或兼阳明证者独多，故应注重阳明辨治。而阳明又有经、腑之别，缪希雍尤重阳明经证。他认为，若病人自觉烦躁，喜凉不喜热，并兼口渴，是即将传入阳明之象。而身热、渴、咽干、鼻干、呕或干呕、舌干、脉洪实，则更属阳明之证。缪希雍善用辛凉、甘寒清气之法，尤其擅用石膏。他对石膏的应用，大胆而娴熟，视其为治温热的要药。认为石膏辛能解肌，甘能缓热；大寒而兼辛甘，则能除大热；还认为石膏为发斑、发疹之要品，起死回生，功同金液。若用鲜少，则难责其功，故临床上多大剂量使用。由于石膏能清肺胃之火，并具清里解表之功，缪希雍常用作君药。其用石膏，多以生用打碎入煎，剂量一般在一两二钱以上，重者一次量有达四两者，甚至有一日夜进十五两五钱者。因而，后人誉称其为“缪石膏”。

缪希雍在擅用石膏的同时，还多佐以麦冬、竹叶、知母等甘寒之品，助石膏以清热，兼取生津润燥除烦之效；再合粳米、甘草、人参等顾护胃气，为清阳明热邪的重要方剂。

在太阳、少阳证热重而兼口渴、脉实时，缪希雍亦必参合清法。如太阳证见口渴、鼻干，即以辛平发散之剂加石膏、麦冬、知母大剂与之；至于温病、温疫等病，因邪气更烈，故“解表用白虎汤，有太阳证则加羌活，有少阳证则加柴胡、黄芩”。对于暑病的治疗，白虎汤是其基本方。而对于疟疾见阳明热重者，也在白虎汤及竹叶石膏汤之中加减。白虎汤原为清阳明经热的著名方剂。在缪希雍之前，一般多用于表证消失之后，而缪希雍则认为石膏兼有解表的作用，虽表证未解在所不忌，同时还应用于其他多种病证。缪希雍应用石膏的经验，为后世医家应用开辟了新的思路。

（2）固护津液，慎于汗下

缪希雍根据《内经》和《伤寒论》之旨，提出“阳明多气多血，津液所聚而荫养百脉，故阳明以津液为本”的观点，主张热病以固护津液为要。尤其对于阳明病的治疗，在清热的同时尤为重视保津。故缪希雍虽运用竹叶石膏汤，却不用其中温燥劫阴的半夏。而对于苦寒之品，则既恐其苦燥伤阳，又虑其易损伤胃气，使津液亏耗而难复，亦须慎用。如治史鹤亭瘟疫，先投石膏、知母、麦冬、豆豉，热退之后大便不通，令日食甘蔗兼多饮麦门冬汤，即甘寒救阴之法。

缪希雍慎用汗、下二法，恐汗则津泄，下则津脱，认为若无适应之证，不可轻投汗、下之剂。如他在《先醒斋医学广笔记·卷一·寒·春温夏热病大法》中所言:“近代医师鲁莽，既不明伤寒治法，又不知杂证类伤寒，往往妄投汗、下之药，以致虚人元气，变证丛生。元气本虚之人，未有不因之而毙者矣。戒之哉！汗、下之药，焉可尝试也？”指出了妄用汗、下之法的危害。

如对于太阳证的治疗，缪希雍自制辛平解表的羌活汤，而不用麻黄汤、桂枝汤，正是为了避免过汗伤津之虞。

对于下法，缪希雍则更为审慎。如阳明发狂、弃衣而走、登高而歌者，他认为若大便不秘结者，当清不当下，主张以大剂石膏、知母、麦冬、大青叶、甘草等药治之。即使是有阳明腑实可下之证，缪希雍亦采取前人的试探之法，先用小承气汤试之。若不效，则换大承气汤，并强调应注意勿大其剂，若大便不硬者，慎勿轻下。对于热病之后，津液未复，大便不通的患者，缪希雍则处以甘蔗汁、梨汁，兼多饮麦门冬汤等，以生津通便。缪希雍的这些治法经验，对后世医家所设的增水行舟之法，不无启示。

（3）强调速逐热邪

缪希雍根据伤寒易于热化的特点，强调速逐热邪，这也是他治疗外感热病的辨治特点之一。如他在《先醒斋医学广笔记·卷一·寒·春温夏热病大法》中曰:“邪在三阳，法宜速逐，迟则胃烂发斑；或传入于里，则属三阴。邪热炽者，令阴水枯竭，于法不治矣。此治之后时之过也。”在这里，缪希雍指出了速逐热邪的两点理由。其一，热邪传变迅速，易犯营血。“胃烂发斑”，即为阳明热极、气血沸腾之象。其二，温为阳邪，易耗竭阴液，故应速逐之，以阻止病邪深入营血及劫夺阴液。

缪希雍之前善治热病者，首推刘完素。刘完素认为，“六经传受，自浅至深皆为热证，非有阴寒之病”。缪希雍则认为，“伤寒瘟疫，三阳证中往往多带阳明者”。二者立论角度不同，一从病气，一从病位，但都强调热病的基本病机是火热，两家治法亦均以撤热为主。刘完素多用三一承气汤及双解散、通圣散、黄连解毒汤，或表里双解，或苦寒下夺，或寒凉直折，适宜火热之证；缪希雍则多用白虎汤、竹叶石膏汤辛寒大剂及大青叶、连翘、山栀等清热解毒之品，适宜于燥热之证。

总之，缪希雍治疗外感热病善用清法、固护津液、速逐热邪的见解，在整个中医学外感热病论治的发展过程中具有承前启后的作用，对后世温病学的理论与实践有着重要的指导意义，尤其对于清代温病学说和学派的形成都产生了深远的影响。

（二）倡导脾阴之说，发展脾胃论治

缪希雍十分重视脾胃对人体的作用，对脾胃论治的发展起到了承先启后的作用。缪希雍有关脾胃论治的学术思想，主要表现在他的著作《先醒斋医学广笔记》中。他论治脾胃，主张区别阴阳，而更侧重于脾阴；对脾肾关系较为重视，倡脾肾双补。

脾胃学说源于《内经》。《素问·太阴阳明论》从阴阳、虚实、逆从、内外等方面，论述了脾胃的生理及病机。张仲景《伤寒论》中“实则阳明，虚则太阴”的论点，在脾胃病机与治法上又做了补充。李杲指出“内伤脾胃，百病由生”，强调脾胃是元气之本，突出脾胃内伤为重要的致病因素；在治疗上，讲究人体气机及所用药物的升降沉浮，重视升发脾胃之气。

缪希雍继承了前人学说，并在理论上有所创新。《素问·平人气象论》曰：“人以水谷为本。”缪希雍据此提出“人以谷气为本”。他根据李杲关于元气、胃气的论述，在《神农本草经疏·卷一》中提出“胃气者，即后天元气也……先天之气，纵有未尽，而他脏不至尽伤，独胃气偶有伤败，以至于绝，则速死矣。谷气者，譬国家之饷道也。饷道一绝，则万众立散；脾胃一败，则百药难施”。认为“论治阴阳诸虚病，皆当以保护胃气为急”，反复强调脾胃乃人身生死之所系，主张治病当时刻顾护脾胃这一后天元气

之根基，“脾胃无恙，则后天元气日长”。

1. 调理脾胃，区别阴阳

缪希雍调理脾胃的突出特色，在于他发展了前人之说而能够区别脾胃之阴阳。他认为“人身无非阴阳气血”，脾胃自然也不例外，所以调理脾胃应照顾到阴阳两方。缪希雍通过研究李杲之《脾胃论》，发现李杲治脾，偏重于升阳刚燥，而对于脾胃之阴的论治则尚嫌缺略。他在《先醒斋医学广笔记·卷一·幼科·痧疹续论》中，批判李杲时说：“世人徒知香燥温补为治脾虚之法，而不知甘寒滋润益阴之有益于脾也，治病全在活法，不宜拘滞。”李杲论治脾胃立足于脾胃元气不足，而缪希雍则侧重于脾阴不足，认为脾胃阴血比阳气更为重要。脾为至阴之脏，为胃行其津液而化生阴血，具有藏营、统血、散精之功能。他指出治疗脾胃病证，要辨证施治，分析阴阳，若脾阴亏损者，不可再用香燥温补之品。认为“白术、陈皮，虽云健胃除湿，救标则可，多服反能泻脾，以其燥能损津液故耳”。因此，他特别重视补益脾阴。

2. 倡导脾阴之说

《黄帝内经》中没有明确地出现“脾阴”一词，只是在部分篇章中隐约包含有脾阴的生理、病因和病机等内容。如《素问·厥论》曰：“酒入于胃，则络脉满而经脉虚，脾主为胃行其津液者也，阴气虚则阳气入，阳气入则胃不和，胃不和则精气竭，精气竭则不营其四肢也。”至张仲景《伤寒论杂病论》，出现了治疗脾阴虚的具体方药。《金匮要略·五脏风寒积聚病脉证并治》有“趺阳脉浮而涩，浮则胃气强，涩则小便数，浮涩相搏，大便则坚，其脾为约，麻子仁丸主之”。脾约证的病机为胃热过盛，损伤脾阴，此条对于临证治疗脾阴虚有一定的参考意义，但仍未提出“脾阴”一词。此后数百年，医学界对于脾阴学说均没有进一步的研究与提及。进入明代后，大多数医家在脾胃论治方面，多宗李杲而重视脾阳的固护，缪希雍虽然也继承了李杲的脾胃学说，但其在多年临床经验的基础上，对脾阴不足的论治大有发展。他在《神农本草经疏·卷一·五脏六腑虚实门》中，将脾虚证明确区分为“脾气虚”和“脾阴虚”，认为前者宜补气健脾，后者则补益脾阴，明确提出了脾阴不足的理论，成为倡导脾阴之说的主要医家。

缪希雍在《神农本草经疏·卷一·五脏六腑虚实门》中提到：“胃主纳，脾主消，脾阴亏则不能消，胃气弱则不能纳，饮食少则后天元气无自而生，精血由是日益不足。经曰：损其脾者，调其饮食，节其起居，适其寒温，此至论也。不如是则不足以复其脾阴。”由此可见，缪希雍认为，脾胃是受纳和运化水谷精微的脏器，如果脾阴亏虚，就会影响其正常功能的运行，后天之本得不到培育，就会进一步引起精血的不足，只有按照《内经》中所倡导的那样，调整饮食习惯、改变生活方式、顺应自然环境才可能恢复正常的脾阴功能。脾阴亏虚不仅和脾胃二脏自身有关，也涉及饮食、起居等外在因素，是各种因素综合作用下所致的病变。

（1）论脾阴虚之病因

缪希雍认为，脾阴亏耗的主要原因有三个方面：其一，脾胃本脏虚弱，无法运化水谷精微，而使脾失所养，导致脾阴亏虚。饮食不节、劳倦、寒温所伤，也可影响脾阴的生成。其二，土虚木乘，脾阴虚弱，不能化物，累及五脏之阴，可导致肝阴不足，肝阳易亢，土虚木乘，又使脾阴受伤。其三，火不生土，由于命门火衰不能助脾熏蒸糟粕而化精微，更使脾土之阴生化无源。可见脾阴亏不仅是因为脾本脏阴津亏虚，也与其他脏腑病变相互联系，不仅有内在因素，也有外在原因。

（2）论脾阴虚之症状

《先醒斋医学广笔记·卷一·泄泻》记载的脾阴虚案：“无锡秦公安患中气虚不能食，食亦难化，时作泄，胸膈不宽，一医误投枳壳、青皮等破气药，下利完谷不化，面色黯白。仲淳用人参四钱，白术二钱，橘红钱许，干姜（泡）七分，甘草（炙）一钱，大枣，肉豆蔻，四五剂渐愈。后加参至两许，痊愈。三年后，病寒热不思食，他医以前病因用人参得愈，仍投以参，病转剧，仲淳至曰：此阴虚也，不宜参。乃用麦门冬、五味子、牛膝、枸杞、芍药、茯苓、石斛、酸枣仁、鳖甲等。十余剂愈。”此患者本属中气虚，表现为不能食，食亦难化，时作泄，胸膈痞满不舒。治疗初时投以甘温香燥等益气健脾之品，如参、术、干姜等，其中参用至两许痊愈。三年后，患者又病上证，某医以前病用参得愈，仍投以参，病反转剧。经缪希雍诊查，认为此时其病非中气虚，已转属阴虚。于是摒弃香燥之品，改投甘寒滋脾之药（麦冬、石斛、芍药、茯苓、酸枣仁、枸杞、牛膝等）而治愈。

《先醒斋医学广笔记·卷二·饮》中记载的另一脾阴虚案：“孙俟居比部，病腹中若有癥瘕，不食不眠，烦懑身热。仲淳投以人参、芍药、茯苓、麦门冬、木通、枣仁、石斛。方甫具，史鹤亭太史至，见方中大剂人参，骇曰：向因投参至剧，此得无谬乎？仲淳曰：病势先后不同。当时邪未退，滞未消，故不宜，今病久饱胀烦闷者，气不归原也；不食者，脾元虚也。不眠而烦者，内热津液少也，今宜亟用此药矣。四剂而瘳。后复病，仲淳诊之曰：此阴虚也，非前证矣。更以麦门冬、白芍药、甘枸杞、五味子、生地黄、车前子，而热遂退。”此病患者本属脾胃气虚，后再次发病时的症状类似，但病机已变为脾阴虚。缪希雍辨证施治，药随证转，以甘寒滋润、酸甘化阴取效。

《先醒斋医学广笔记·卷二·妇人》中记载治疗“王善长夫人产后腿疼，不能行立，久之饮食不进，困惫之极”的案例。患者由于产后失血，阴血暴亡，血不足以濡养经筋，故产后腿疼，不能行立；阴血亏乏既久，又损及脾阴，而致脾阴不足，食不能消，则饮食不进；脾失健运，不能化生津液则致脾阴虚，困惫之极。缪希雍诊断：“此脾阴不足之候。脾主四肢，阴不足故病下体。”在治疗上，他指出：“向所饮药虽多，皆苦燥之剂，不能益阴。”其投以甘寒之剂，用石斛、木瓜、牛膝、白芍药、酸枣仁为主，生地黄、甘枸杞、白茯苓、黄柏为臣，甘草、车前为使。投之一剂，辄效，四剂痊愈。并感慨曰：“昔人治病必求其本，非虚语也。”

由以上三个医案可见，脾阴不足的主要症状，有中满、饮食不进、食不能消、夜剧昼静、劳倦伤脾发热、健忘、肢痿、产后失眠、腿疼等。这些症状与脾气不足之内伤热中证的症状相类似。缪希雍也是通过投参剂病转剧，服用苦燥伤阴之剂无效等情况，来确定证属脾阴虚。缪希雍在《神农本草经疏》中亦云：“若因脾虚，渐成胀满，夜剧昼静，病属于阴，当补脾阴。”此条是对脾阴虚证临床表现的描述，也是诊断依据。

（3）论脾阴虚之治疗

①甘酸甘寒制肝清热

对于阴虚火旺之虚火证，缪希雍主张用甘寒、甘酸之品。如他在《先醒斋医学广笔记·治法大略》中曰：“火苟实也，苦寒以折之。若其虚也，甘寒酸寒以摄之。”《神农本草经疏·卷一·药性差别论》曰：“酸味本木，甘味本土……甘合辛而发散为阳，甘合酸而收敛为阴。”《神农本草经疏·卷一·五脏苦欲补泻论》中，借鉴张元素关于五脏苦欲补泻的论述：“肝苦急，急食甘以缓之，甘草……以酸泄之，芍药。”缪希雍认为，甘酸合用，不仅能够补肝脾阴，还可以缓肝急，泻肝实，使“肝无不平之气，肝和则不能贼脾土”。酸主收敛，酸味的药物多主治肝胆二经病证，而肝藏血，甘能补益中气，酸能生血，气又能生血，故甘酸二味同用可以化生营血，脾阴又为营血生化的物质基础。而甘寒则可以制肝清热，甘味的药物能够补益和滋润脾脏，甘寒同用既能清肝又能补脾，对于那些因为阴虚火旺而损伤脾阴的病证最为适宜。他常用石斛、木瓜、牛膝、白芍药、酸枣仁等酸甘柔润之品，佐以生地黄、甘枸杞等甘寒滋阴之药清肝补脾。由此可见，甘酸甘寒之药滋补脾阴，制肝清热，确为恰当。以芳香入脾，肝阴得养、肝气得补，就不会因病乘脾，脾阴自然得以复原。

前所述“王善长夫人产后腿疼”病案中，所用甘酸之品有芍药、木瓜、酸枣仁等，缪希雍均有详细论述。如其论述芍药曰：“专入脾经血分，能治肝家火邪，故其所主收而补，制肝补脾，陡健脾经，脾主中焦，以其正补脾经，故能缓中。”论木瓜曰：“酸温能和脾胃，固虚脱，兼入肝而养筋，所以疗肝脾所生之病也。”木瓜虽无甘性，但当木瓜与脾胃之甘药合用时，也可发挥甘酸之补肝制肝的特性，兼具健脾除湿的功效。而对于甘寒之药车前子，缪希雍论曰：“伤中者必内起烦热，甘寒而润下则烦热解。”论酸枣仁曰：“甘实酸平，仁则兼甘……专补肝胆，亦复醒脾，从其类也。熟则芳香，香气入脾，故能归脾……补中益肝气，坚筋骨，助阴气。”值得一提的是，缪希雍与其医林好友王肯堂于白下（今南京）相谈医理的时候曾言及“补血需用酸枣仁”，使其颇受启发。

②甘平甘淡以滋脾阴

缪希雍在《神农本草经疏·卷一·原本药性气味生成指归》中论曰：“言甘者，得土之气，惟土也，寄旺于四季，生成之气皆五，故其气平，其味甘而淡，其性和而无毒，土德冲和，感而类之，莫或不然。”在该书“五脏苦欲补泻论”中，又根据张元素的观点论曰：“脾苦湿，急食苦以燥之，白术；欲缓，急食甘以缓之，甘草；以甘补之，人参；以苦泻之，黄连；虚以甘草、大枣之类补之。”可知缪希雍认为，甘平、甘淡之品，其性冲和无毒，以土感性而类之，故能入脾经而补脾。

如前述缪希雍病案所用药如麦门冬、石斛、山药为甘平之品，而茯苓为甘淡之品。缪希雍论麦冬曰：“《本经》甘平，平者冲和而淡也。入足阳明，兼入手太阴、少阴。实阳明正药”“阴精生于五味，先入脾胃，脾胃得所养，则能散精于各脏，而阴精充满。故能强阴益精也。”论石斛曰：“其味甘平无毒，气薄味厚，阳中阴也……甘能除热，甘能助脾，甘能益血，平能下气，味厚则能益阴气，故主伤中，下气，补五脏虚劳羸瘦，强阴益精。”论山药曰：“味甘，温平无毒……甘能补脾，脾统血而主肌肉，甘温能益血，甘能除大热，甘能益阳气，甘能缓中，甘温能平补肝肾。”论茯苓曰：“味甘，平，无毒……甘能补中，淡而利窍。补中则心脾实，利窍则邪热解，心脾实则忧恚惊邪自止，邪热解则心下结痛、实热烦满、咳逆、口焦舌干自除。”缪希雍认为，甘剂能够补脾助脾，甘能益血，甘能除大热，甘能益阴。总而言之，甘剂能补脾阴，而脾阴是化生营血的重要物质，甘能益血，阴血足可以制阳则内热不生。所以甘剂是补脾阴之要药，可兼以甘平、甘淡之性。

③脾肾双补善补肾阴

肾为先天，脾为后天，脾与肾的关系，是相互资生的关系。缪希雍宗前贤对脾肾的认识，认为脾肾关系密切，肾火能生脾土，治脾应兼顾肾。其指出“夫脾胃受纳水谷，必藉肾间真阳之气熏蒸鼓动，然后能腐熟而消化之。肾脏一虚，阳火不应，此火乃先天之真气，丹溪所谓人非此火不能有生者也。治宜益火之源，当以四神丸加人参、沉香，甚者加熟附、茴香、川椒”。他自制的脾肾双补丸，健脾益肾，较四神丸更进一步，常为后人所宗。

缪希雍在病机中提到，若肾中先天真阳之气亏虚，则一阳不生而不能助脾熏蒸糟粕而化精微。但是，助脾的是肾中真阳，为何缪希雍却补肾阴？缪希雍在《神农本草经疏·药性简误指归》中曰：“夫药石禀天地偏至之气者也。虽醇和浓懿，号称上药，然所禀即偏，所至必独脱也，用违其性之宜，则偏重之害，势所必至。故凡有益于阳虚者，必不利于阴。有利于阴虚者，必不利乎阳。”指出药石之气有所偏重，如用补肾阳之药，则必不利于脾阴的恢复，而肾中阴阳本一体，统一于肾中精气，故补肾阴可化为肾阳。这样既可生肾阳助脾，又不影响脾阴的恢复。

缪希雍病案中所用五味子、牛膝、枸杞、生地黄皆为补肾阴之药，均在《神农本草经疏》中有所论述。缪希雍论五味子曰："王好古云味酸，微苦咸。五味子专补肾，兼补五脏，肾藏精，精盛则阴强，收摄真气归原，而丹田暖，腐熟水谷，蒸糟粕而化精微，则精自生，精生阴长。"论牛膝曰："其味酸苦平无毒。味厚气薄，走而能补，性善下行，故入肝肾……肝藏血，肾藏精，峻补肝肾则血足精满。"论生地黄曰："味甘气寒无毒。《别录》又云苦者以其兼入心脾也，此乃补肾家之要药，益阴血之上品……五脏咸属阴，阴既精血，补精血则五脏内伤不足自愈。"可见缪希雍补脾阴，是从补肾阴来助脾阴恢复。

缪希雍在《神农本草经疏》中论脾阴病机之后，提出如下治法："法当降气和肝滋肾，降气是阳交于阴也，肝和则脾胃不被贼邪所干，故能纳能消。"又曰："脾虚中满，夜剧昼静属脾阴虚。宜补脾阴，兼制肝清热，甘平，酸寒，淡渗。""胃气弱则不能纳，脾阴亏则不能消，世人徒知香燥温补为治脾虚之法，而不知甘凉滋润之有益于脾也。"可见缪希雍治脾阴有上述三个特点。总之，缪希雍补脾阴时时不忘甘剂，甘平、甘酸、甘淡、甘寒均用之，重视肝脾肾三脏并调，诚为论治脾阴之大家。

3. 诸虚之病，当护脾胃

缪希雍与许多名医一样，认为脾胃为后天之本，治疗杂病当以调理脾胃为要。张仲景"见肝之病，知肝传脾，当先实脾"的"治未病"思想，为后世医家的"执中央以治四旁"提供了理论依据。缪希雍认为，脾胃为后天元气之根基，乃立身和施治之本。故在《神农本草经疏·卷一》中强调"治阴阳诸虚，皆当以保护胃气为急"，指出"胃气一散，则百药难施"。尤其对阴虚火旺者，主张"阴虚火旺之证，当滋养阴血，扶持脾胃"，待脾胃阴血渐生，虚火以宁，诸恙自安。但是，当时医者多拘于"脾喜燥恶湿"之见，扶脾之剂，每不离温燥升补，治阴虚火旺之证，又多取苦燥之品。缪希雍力图矫偏补弊，强调"益阴宜远苦寒"，也反对滥用甘温添薪助燃。他指出："世人徒知香燥温补为治脾虚之法，而不知甘寒滋润益阴之有益于脾也。”缪希雍甘寒滋润益阴的治脾法则，源于《内经》五脏补泻的理论，以甘平悦脾，酸甘以化脾阴，甘寒以降虚火，三类药物相互配合，均属甘味之品，正合乎《内经》“脾喜甘”之性，而有益阴之功。

综而观之，缪希雍在李杲脾胃学说基础上，认为脾胃为后天元气之根基；但侧重脾胃阴液的研究。其论治脾胃，用药多主清润而戒燥热，与李杲、薛己诸家风格不同。李杲重视脾胃阳气的升发，故甘温益脾，并配风燥之药鼓舞下陷之清阳；而缪希雍重视脾胃气阴，多取甘平甘寒之品，更配酸甘柔肝以扶脾，前者重实表，后者重和里，两者有润燥之不同。薛己治脾阳虚多以附、桂、干姜益火以暖土，缪希雍则多以巴戟天、菟丝子、五味子等温肾以补脾，前者重在治寒，后者重在治虚，两者有刚柔之不同。

总之，缪希雍调理脾胃主张用甘寒滋润之品育养脾阴，纠正了当时奉行的温补脾阳之偏，并对后世叶天士胃阴学说的建立有很大启发。缪希雍调理脾胃，既不偏于温燥，亦不过于滋腻。他根据脾土的生理特点，创制了不朽名方资生丸，资后天生化之源。方中用淮山药、莲肉、芡实、薏苡仁、扁豆悦脾滋阴，人参、白术、茯苓、甘草健脾益气，桔梗、麦芽升清助运，山楂、神曲、砂仁、蔻仁、陈皮、藿香理气和脾，黄连清脾和胃。全方滋润中寓通运，补而不滞，养阴兼益气，气旺则津生，阳生则阴长。该方沿用至今，功效显著。缪希雍以甘润清灵之品调理脾胃的思想，值得进一步研究。

（三）气血论治创新说

缪希雍在《神农本草经疏·论治血三法药各不同》中，阐述了其治疗气血病证的经验，并各立三法，能执简驭繁，颇利于后学。

1. 立治气三法，重调降逆气

缪希雍认为，气分之病，不出气虚、气滞、气逆三端，治疗之法及所主之药，亦不外补气、降气调气和破气三法，不可混淆。其中，以论述降气之法最为精彩。

徐之才论药，有宣、通、补、泄、轻、重、滑、涩、燥、湿十种，陈藏器《本草拾遗》称之为“十剂”，后成无己和李时珍等亦持此说。缪希雍认为，早在陶弘景时，就在“十剂”之外续入寒、热二剂，继而缪希雍另又增加了升剂和降剂，他认为升降是治法之大机，他所增的升剂，即李杲的升阳益气之剂，而所增的降剂，则为其所独创。缪希雍认为“升降者，治法之大机也”“升降者，病机之要最也”。治疗时应分清病机，当升则升，宜降则降，假如宜降而反升、当升而反降，将使病情加重，甚至导致死亡。

缪希雍在《神农本草经疏·十剂补遗》论曰：“火空则发，降气则火自下矣。火下是阳交于阴，此法所宜降者也。”阐述了“降剂”所治病证的病机，主要是阴虚火升，即“上盛下虚”。指出周身之气上并于阳，必导致咳嗽生痰，吐血衄血，烦躁，头疼，失眠，胸前骨痛，口干舌苦等，甚则五心烦热，潮热骨蒸，遗精，乏力，或丹田不暖，饮食不化，泄泻，中风卒仆等。其在《神农本草经疏·论上盛下虚本于肾水真阴不足》中论述治疗之法说：“当亟降气，当益阴精。”降气以治其标，滋水填精以救其本，气降则阳交于阴，其火自然亦降；精血生则肾阴复，水自上升。水升火降，为“既济之象”“坎离相交”，人身阴阳之气可得平复。

缪希雍还在《神农本草经疏·卷一》“认治气三法药各不同”中，备列了补气、降气调气和破气的药物。

（1）补气

气虚宜补之。药如人参、黄芪、羊肉、小麦、糯米之属。

（2）降气、调气

气机上逆宜降之。缪希雍认为，降气即是下气。降气药应用药之轻者，如紫苏子、橘皮、麦门冬、枇杷叶、芦根汁、甘蔗等，甚则降香、郁金、槟榔之类，适用于呕吐、呃逆、咳喘、痰饮、血证等。

气机失和宜调之。调者，和也。逆则宜和，和则调也。缪希雍所用调气药，有木香、沉香、白豆蔻、缩砂、香附、乌药之属。

（3）破气

气实宜破之。破者，损也，实则宜破。如少壮人暴怒气壅之类，药如青皮、枳实、枳壳、牵牛等。

三法之中，缪希雍又最重“降气”，因“天地之间，动静之为者，无非气也；人身之内，转运升降者，亦气也”。故视气机之升降顺调与否为“病之枢要”，并总结说：“升降乃治法之大机。”气逆宜调，气升宜降，如呕吐、咳喘、痰饮、血证等，无论虚实之证，均有气逆、气升之乱，所以降气调气之法，虚实皆可参佐。即降气、调气可以结合补气、破气，从而治疗所有的气机升降出入失常。降气药轻者如紫苏子、橘皮、麦门冬、枇杷叶、芦根、甘蔗；重者如降香、郁金、槟榔之类。

缪希雍善用降气，巧妙之处还在于常与甘凉濡润之剂相配伍，与养阴之法并进，从而避免降气药戕伐胃气、耗伤津液之弊。缪希雍的降气之法，除主要用于肾阴亏耗，上盛下亏的病证外，还有肝实气逆或肝血虚而气火上逆，以及肺实、肺虚的肺气上逆诸证合胃气上逆诸证，适应证非常广泛，对后世医家的临床用药有重要影响。

其治法可归纳为：润肺降气法，常用枇杷叶、苏子、麦冬、梨汁、橘皮；清降肺胃法，常用芦根、甘蔗汁、枇杷叶、橘皮、枳壳、苏子、石斛；降逆止呕法，常用竹茹、麦冬、枇杷叶、芦根；降气平肝法，常用苏子、菊花、降香、郁金、白芍；滋阴降火法，常用枇杷叶、麦冬、玄参、白芍、童便、牛膝；降气豁痰法，常用枇杷叶、苏子、竹茹；降气凉血法，常用生地黄、麦冬、酸枣仁、枇杷叶；补气降气法，常用枇杷叶、苏子、人参。总体而言，用药大都是轻清平淡、冲和无过之品。

缪希雍对苏子、枇杷叶、郁金三味最为善用，尤其是枇杷叶。缪希雍认为其“禀天地清肃之气，故四时不凋，气薄味厚，阳中之阴，入手太阴、足阳明经，降也”。因肺胃主降，为气机之关键，因而常以枇杷叶为先，如治妇人血热经行先期，即以大剂枇杷叶，取其下气之功，佐以生地、熟地、芍药以降气、清热、凉血、调经。此外，缪希雍认为，苏子辛温散结而兼润下之力，郁金为调逆气、行瘀血之要药。

2. 血证论治特点

（1）立治血三法

缪希雍在《神农本草经疏·论治血三法药各不同》中曰:“盖血为营阴也，有形可见，有色可察，有证可审者也。病既不同，药亦各异。治之之法，要在合宜。倘失其宜，为厉不浅。差剧之门，可不谨乎？”因此，缪希雍将血证分为血虚、血热、血瘀三类，对于其治疗，亦立“治血三法”，即“血虚宜补之”“血热宜清之凉之”“血瘀宜通之”。

血虚宜补之。血虚则发热，内热。治疗宜用甘寒、甘平、酸寒、酸温之品以养荣血。药用熟地黄、白芍药、牛膝、炙甘草、酸枣仁、龙眼肉、鹿角胶、肉苁蓉、甘枸杞子、甘菊花、人乳等。

血热宜清之、凉之。血热患者易表现为痈肿疮疖、鼻衄、齿衄、牙龈肿痛、舌肿、血崩、赤淋、月事先期、热入血室、赤游丹、眼暴赤痛等。治疗时选酸寒、苦寒、咸寒、辛凉之品，以除实热。药用童便、牡丹皮、赤芍药、生地黄、黄芩、犀角、地榆、大蓟、小蓟、茜草、黄连、山栀、大黄、青黛、天门冬、玄参、荆芥等。

血瘀宜通之。有瘀患者多表现为发热发黄，疼痛肿块等。治疗宜选辛温、辛热、辛平、辛寒、甘温之品以入血通行，佐咸寒以软坚。药用当归、红花、桃仁、苏木、肉桂、五灵脂、蒲黄、姜黄、郁金、三棱、延胡索、花蕊石、没药、䗪虫、干漆、自然铜、韭汁、童便、牡蛎、芒硝等。

所谓“通之”，实即行血祛瘀之法，关于血瘀的治疗，缪希雍亦有丰富的论治经验。他在《神农本草经疏·卷一·治法纲》中指出：“病从血分，则治其血……瘀者行之。”并在《神农本草经疏·论治血三法药各不同》中，较为详细地提出了瘀血的诊断与用药，即以“有形可见，有色可察，有证可审”为诊断大法，而发热、发黄、作肿作痛、结块痞积则是最常见的症状。具有活血行瘀作用的药物很多，性味作用也同中有异，但无论辛热、辛温、辛平、辛寒，都有辛味。缪希雍在《先醒斋医学广笔记·吐血》中曰：“必应兼辛，使非兼辛，胡得主五脏瘀血……妇人月水不通？”

缪希雍对瘀血病证的治疗，并不以一言以蔽之，而是认为“破血”与“活血”在程度上大有出入，而应明确区分，对吐血、咯血、鼻衄、齿衄、耳衄、伏梁①等病证，提出宜降气清热、凉血益阴，忌用升提发散、补气闭气及破血。所忌的破血药，为三棱、姜黄、水蛭、桃仁、红花等；所宜的活血药，为郁金、五灵脂、乳香、没药、当归、延胡、赤芍等。对两者酌情使用，正是辨证论治原则的具体体现。

（2）创吐血治疗三要法

吐血是虚损主证之一，多见于阴虚内热之人。在明代，治疗吐血有两种倾向：一为专用寒凉，药如黄芩、黄连、山栀、黄柏、知母之类，往往伤脾作泄，以致不救；一则滥用人参温补，使热更伤肺，阴火愈炽，咳嗽更甚。这显然不适宜于阴虚之证的辨治。缪希雍认为，当时的吐血病证，绝大多数属于阴虚火旺，苦寒和甘温皆非所宜，唯取法甘寒，方为得当之治。其目的为既能滋养阴血，又能扶持脾土，使阴血渐生，虚火渐降。在

---

① 伏梁：古病名。主要是指心下至脐部周围有包块（或气块）形成的病证，大多由于气血结滞所致。

此基础上，他根据自己的临床经验，在《先醒斋医学广笔记·卷二·吐血》独创“吐血三要法”，即“宜降气，不宜降火”“宜行血，不宜止血”“宜补肝，不宜伐肝”，对后世影响深远，为中医界所称道，从中亦体现了强调辨证论治、力戒苦寒治血的思想。

①宜行血不宜止血

缪希雍认为，血不循经络是因为气逆上壅。壅即瘀之意，壅者宜行，逆者宜降，故运用行血的方法，行其血，通其瘀，则血循经络，则无溢出、上壅之虞，不用止血药而血自止。若用苦寒之药凉血止血，止之则血凝，血凝则发热、恶食及胸胁痛，病日沉痼，亦即脾胃伤败之变证。

失血皆源于血不循经，是由于“气逆上壅”，壅者宜行，逆者宜降，行血降气实为治本之法。若见血即行止血，虽可暂时收效，但其副反应亦每随而至，非但气上壅未除，更增加寒凝止遏，则血必凝滞，形成瘀滞，使脉道不利；若郁而化热，使胃气逆而反复吐血、发热、恶食，病日痼矣。瘀血不去，新血不生，血液不得归经而常复出。出血行血，似乎大悖常理，实为大禹疏浚治水之意，而可免鲧之筑堤之误，有因势利导，不止血自止之妙。

缪希雍常用的行血药物有生地黄、当归、郁金、茅根、丹皮、小蓟、棕炭、藕节、蒲黄、童便等。郁金有调气行血之功，为治吐血之圣药。

缪希雍行血之法的实质，一是用和血行血之法以防络脉瘀阻；二是告诫医家不能见血凉血，滥用苦寒，以防损伤脾胃而变生他证。

此条治则对于出血而不畅，或脏毒下血、肠风下血、产后恶露不尽，以及全身弥漫性出血等尤为适宜。而对于慢性出血，或出血量少、色不鲜艳而连绵不断者，可加入活血药为参佐之法；对气火太盛或气不摄血引起的大出血，一般则忌用活血药，或待血止后酌情用之。

②宜补肝不宜伐肝

缪希雍认为，肝为将军之官，主藏血。吐血者，为肝失其职而不能藏血。养肝则肝气平而血有所归，若伐之则肝虚不能藏血，血愈不能止。因此，应顺其性而治之。补肝则滋柔气平，使血有所藏。肝有疏泄之功，调节血运。出血证多是因肝阴不足，肝阳偏亢，气血逆乱，使肝藏血失职所致。不宜伐肝，指不过用香燥辛热之品劫夺肝胃之阴，以免肝经气火更旺，致血不得止。缪希雍常以柔润之品，如白芍、甘枸杞、牛膝、地黄、酸枣仁、炙甘草等，酸甘化阴，以柔克刚，养阴制阳。此法适用于阴虚内热，气火亢盛之吐血证。

③宜降气不宜降火

由于气有余便是火，气升火升，气降则火降；火降则气不上升，血随气行，无溢出上窍之患矣。脾统血，如用苦寒降火，最易伤中，胃气伤则化源告竭，脾气伤则统血无权，血愈不能归经，不利于止血。血之失常，每缘于气火之乱，此法一则治气以降火，使气调火平，血得以循经。二则可免致脾胃损伤。血赖脾气统摄，脾气不伤则血证自有可瘥之机。这不仅体现了其重视脾胃的治疗思想，更有防患于未然之意。

其用药，主张以白芍、炙甘草制肝；枇杷叶、麦冬、薄荷、橘红、贝母清肺；薏苡仁、淮山药养脾；苏子、降香下气；青蒿、鳖甲、银柴胡、丹皮、地骨皮清热滋阴；酸枣仁、茯神养心肝；山茱萸、枸杞子、牛膝补肾。并无寒凉重剂。

究其实质，缪希雍所谓的“降气”，并非仅指降肺气，而是通过调和脏气，使气血冲和、阴阳平衡，即所谓“养阴配阳”四字而已。正如缪希雍在《神农本草经疏》中所言：“降气即降火，气降则火自降，降则阳交于阴而火自潜”“降气者，即下气也，虚则气升，故法宜降。”故缪希雍用药以补阴养血为主。

缪希雍的吐血治疗三要法，主要是针对当时治血不辨证的时弊而提出来的，因此，吐血治疗三要法的精神，是强调辨证论治。吐血治疗三要法，将制肝清肺、养脾补肾、降气、补阴清热诸法合于一处，标本兼顾，不止血，不降火，不伐肝，而屡试屡验，说明其立法之精确，用药之周到巧妙。此三要法，是缪希雍宝贵的临床经验，虽为吐血而设，却具有普遍意义，其医案中，就将三法应用于多种出血之证。同时也需要说明，缪希雍的吐血治疗三要法，各有一定的适用范围，须结合病情斟酌选用或综合运用。另外，此处所指吐血，是指虚劳吐血而言的，若阳热伤络，缪希雍亦不会力戒苦寒。总之，缪希雍治吐血之三要法，体现了活血以使血归经，养阴以制阳亢，降气以使火降的治疗思路，具有治病求本、标本兼顾之义。

（3）补血需用酸枣仁

缪希雍论治血证提出的“吐血治疗三要法”，得到诸多名家的首肯与赞赏。如王肯堂、张璐、叶天士、唐宗海等诸大家论治血证时，纷纷引用其“吐血三要法”。而“补血须用酸枣仁”这一观点，恰恰说明了缪希雍治疗三要法的至要之处。

对吐血证，时医多以凉血止血之法为治。缪希雍针对时弊，提出了“见血休止血”的“吐血治疗三要法”：首先宜降气、不宜降火；其次宜行血、不宜止血；再次宜补肝、不宜伐肝。在缪希雍《先醒斋医学广笔记》中，对三要法只有提纲挈领的论述，而王肯堂在其《灵兰要览·呕血》中对三要法进行了深入探讨。

据《灵兰要览·呕血》记载，缪希雍于己卯（约1580年）秋，与王肯堂相会于白下（即南京），二人相谈医理，王肯堂对其医学造诣大为折服，缪希雍并传其名方资生丸于王肯堂。对“补血须用酸枣仁”一言，王肯堂更别有心得。

王肯堂外兄虞检庵病呕血，虽用补法，亦终致不起，病中“未尝瞑目而卧也”。对呕血这一伴见症，王肯堂一直未明其因，曾言“余一时思不及此，心常缺然”。直至与缪希雍会面后，闻其言“补血须用酸枣仁”后方大悟。因肝为藏血之脏，故人卧则血归于肝。今肝脏虚极，不足以摄血，荣卫之气，亦不复行于表分，故不复瞑目而卧，则血无所归矣。血无所归，故积久而复吐出，自然之理也。说明呕血者目不瞑，是由于肝虚不能藏血所致。

《本草崇原集说·酸枣仁》指出，不寐的病机各异，有太阴土虚，阴阳不归而不寐者；有阳明气逆，上而不下则不寐者；有阳明厥阴开合不利而不寐者；有肝之阴血虚，致肝不藏魂而不寐者。而王肯堂独将血证不寐之理归于肝虚不能藏血，而一般认为酸枣仁的作用是养心安神、大补心脾、除虚烦不眠，看似与肝虚无甚关系，然而查阅本草相关资料才发现，酸枣仁的药性与一般认识竟大不相同。

从归经上看，有认为酸枣仁入肺经者。如《神农本草经三家合注·酸枣仁》中，叶天士认为，“枣仁气平，禀天秋敛之金气，入手太阴肺经”。有认为入心经者，如《本草约言·酸枣仁》曰：“酸枣仁，味酸，气平……入手少阴心、足少阳胆、足厥阴肝。”但大多数认为酸枣仁入肝胆经。如《本草图解·酸枣仁》曰：“酸枣仁味酸性收，故其主治多在肝胆二经……世俗不知其用，误为心家之药，非其性矣。”《本草求真·酸枣仁》曰：“本肝胆二经要药，因其气香味甘，故又能舒太阴之脾。”《本草纲目·酸枣仁》曰：“其仁甘而润……皆足厥阴少阳药也。今人专以为心家药，殊昧此理。”《本草征要·酸枣仁》曰：“味酸平无毒，入肝胆二经。”

从功用上看，除《神农本草经》等言其“主治心腹寒热、邪结气聚、四肢酸痛、湿痹”外，多数文献认为酸枣仁主治多寐、不寐及多汗等症。而对其主治不寐的机理，亦多从补肝胆的角度出发。如《本草图解·酸枣仁》曰：“酸枣仁味酸性收，故其主治多在肝胆二经，肝虚则阴伤而烦心不得卧。肝藏魂，卧则魂归于肝，肝不能藏魂，故目不瞑。酸枣仁味归肝，肝受养，故熟寐也。”《本草求原·酸枣仁》曰：“酸枣仁，酸甘平而润，凡仁皆润，专补肝胆之血。”《本草从新·酸枣仁》曰：“生用酸平，专补肝胆，今人专以为心家药，殊未明耳。”《医宗必读·酸枣仁》曰：“胆怯者，心君易动，惊悸盗汗之所自来也；肝虚者，血不归经，则虚烦不眠之所自来也。枣仁能补肝益胆，则阴得其养而诸证皆安矣。”

从以上对酸枣仁性味归经及功用的论述中可知，“酸枣仁得木之气”，补肝胆是其本性，“兼土化”，补脾乃其兼性，“其主治多在肝胆二经”，有养肝阴、补肝气之效。故王肯堂从缪希雍所言“补血须用酸枣仁”中，悟出治吐血“宜补肝不宜伐肝”之理。后世《本草述钩元·酸枣仁》亦云：“补阴者，滋阴而俾之生也，生化之机合，缪希雍故谓补血无如酸枣也……其为肝胆血分之要剂。”

吐血之症，往往症见肺卫，其本却在肝。《灵兰要览·呕血》认为，“先医谓肝无补法”，对呕血常用平肝、伐肝之品，“以至爪青囊缩而不起”。故王肯堂曰：“肝藏血，血阴物也，阴难成易亏。又肝为东方木，为发生之脏，宜滋养不宜克伐……失血之后肝脏空虚，汲汲焉实之不暇，而敢以纤毫平肝之药伐之哉！”其深悟缪希雍“宜补肝不宜伐肝”之旨，其中亦暗含缪希雍之“阴无骤补之法，非多服药不效”的血证治疗原则。

在吐血三要法中，前二法乃治其标，后一法是治其本。

（四）“内虚暗风”论中风

缪希雍对前人的中风学说颇有研究并有所继承，但他又有所创见，其理论亦颇为后人认可。

1. 病因病机

缪希雍对中风病因病机的认识，以金元诸家为宗。他接受了前人中风有真假内外之论，并在刘完素之将息失宜、水不制火学说，及朱丹溪湿热、中痰中气及“阳常有余，阴常不足”等学说的基础上，提出了“内虚暗风”之说。指出西北土地高寒，风气刚猛，多病真中；大江南北多湿热之气，人体较为柔脆，多热多痰，病多类中。类中风非外来之风，故曰内风。内风以阴虚为本，即所谓“内虚暗风”。其曰：“内虚暗风，确系阴阳两虚，而阴虚者为多，与外来风邪迥别”“真阴既亏，内热弥甚，煎熬津液凝结为痰，壅塞气道，不得通利，热极生风。”可见，内虚即阴虚，暗风即内风。这是对中风病机认识的又一发展。

2. 治疗特点

缪希雍“内虚暗风”的认识，对其中风的治疗用药产生了很大的影响。

（1）甘润清灵，平息内风

缪希雍治疗内风，提出法当“清热顺气开痰以救其标，养阴补阳以治其本”的原则，阴虚益血，阳虚益气，气血两虚则气血兼补，久以持之。并指出：“治痰先清火，清火先养阴，最忌燥剂，尤不可误用治真中风之风燥药，否则祸福反掌。”用药方面，缪希雍主张：清热不用苦寒之品而多用天冬、麦冬、甘菊、白芍、天花粉、童便；顺气多用苏子、枇杷叶、橘红、郁金、白蒺藜；开痰多用贝母、白芥子、竹沥、荆沥、瓜蒌仁；益阴多用首乌、石斛、菟丝子、天冬、甘菊、生地黄、白芍、枸杞子、薯蓣、梨汁、霞天膏、麦冬、五味子、牛膝、人乳、阿胶；补阳多用人参、黄芪、巴戟天、鹿茸、大枣。综观上述用药，多属甘润清灵或酸甘柔润之品，有益阴清火、平息内风之效。缪希雍治疗内风时，即使应用补阳药物，也避用桂附等辛热之品。其云：“忌汗、吐、下，大忌破气，温热，苦寒及一切治风湿辛燥发散……行血诸药，慎勿犯之。”如麝香、苏合香、檀香、龙脑香、安息香等辛散之品，应慎用。缪希雍的治法，已脱出唐代温散外风及明代温补培元的窠臼。清·姜天叙在《风痨臌膈四大证治》中曾说：“缪仲淳取用白蒺藜、菊花、首乌等一派甘寒之品，虽无近效，而阴虚内热之人，诚可恃也，不可因平淡而忽之。”

（2）重视炮制，提高药效

缪希雍亦十分重视药物的加工炮制，并具有较完善的炮制工艺。如药物的净选，麦冬强调去心，枸杞子要去枯者及蒂等。药物在去除杂质和非药用部分之后，更有利于保证疗效，减少毒副反应。可采用多种辅料进行炮制，如蜜、酒、人乳等。如五味子去枯者，打碎，蜜蒸烘干；牛膝去芦，酒蒸；何首乌九蒸九晒，人乳拌至一倍、两倍等，药物通过炮制，往往发生药性的改变，引药归经，提高药效或产生新的疗效。

（3）善用单方，多法并用

缪希雍在《本草单方·卷一》中，记载了近四十个治疗中风的单方、验方，简便有效，包括多种手法的运用。如暗风卒倒，不省人事。可把细辛研末吹入鼻中；若中风痰厥、僵仆、牙关紧闭者，可取白梅肉揩擦牙龈，涎出即开；中风口歪，可以苇茼长五寸，一头刺入耳内，四面以面团密封使不透风；一头以艾灸之七壮，患右灸左，患左灸右等，治法十分丰富多样。

（4）汤丸配合，适时服用

缪希雍治疗中风，除用汤剂外，还配合丸剂共服。汤剂吸收较快，作用也强，但药力不够均匀。丸剂虽然作用缓慢，但药力持久，使用方便。两者互有利弊，若汤丸配合，可大大提高疗效。如在治疗“丁元荐中风”一案中，既用天冬、鲜沙参、白芍、甘菊、连翘、竹沥、瓜蒌根等药煎汤汁服以养阴清火，又用黑芝麻、桑叶、生地黄等药如法制丸同服，以和血滋阴。汤丸配合得当，互补不足，增加了疗效。在服药方法上，缪希雍主张“饥时服”或“空心饥时各一服”，意在增加人体对药物的吸收，取得最佳疗效。

总之，缪希雍宗前贤之说，加之自己的切身体验，对中风的见解独特，用药独树一帜，多有可法之处。

（五）性病论治新思路

梅毒，古代文献称之为“杨梅疮”“广疮时疮”“杨梅斑”“棉花疮”“疳疮”“下疳”“蛀疳”“妒精疮”“耻疮”等。据《本草纲目》记载“杨梅疮，古方不载，亦无病者，近时起于岭表，传及四方”，说明该病可能是在16世纪初，从欧洲途经广东地区蔓延中国大陆的。1525年，薛己曾记述梅疮后期症治；1607年，王肯堂亦有论述；1632年，陈司成著性病专书《霉疮秘录》，可见梅毒在明代已构成严重的社会危害。缪希雍接触了大量的“霉疮”“结毒”患者，《先醒斋医学广笔记》中多处提到论治该病的医案，虽属零金碎玉，但确有很多可法之处。

1. 重视胎传遗患，提倡从早防治

缪希雍通过仔细观察，发现梅毒不仅可以通过房事交接殃及他人，而且严重威胁儿童的身心健康。《先醒斋医学广笔记》有关性病的治案中，描述“凡父母正患霉疮时育儿，鲜有免者”，可谓“胎传遗毒”概念的先声。缪希雍同时代的名医陈实功指出：“遗毒乃未生前在胞胎禀受，因父母杨梅疮后余毒未尽，精血孕成。故既生之后，热汤洗浴，烘熏衣物，外热触动，内毒必发于肌肤之表。”（《外科正宗·小儿遗毒烂斑》）《幼幼集成》接受“胎传遗毒”学说，并加以进一步阐发说：“盖小儿患此者，实由父母胎毒传染而致也，然非寻常胎毒之可比。盖青楼艳质，柳巷妖姬，每多患此，而少年意兴，误堕术中，由泄精之后，毒气由精道乘虚直透命门，以灌冲脉。”毒邪随冲脉运行，外散皮毛，内附筋骨，所到之处都会受到侵袭。婴幼儿感染此病，则源于其染病父母。缪希雍通过对霉疮发病、染易、转归的精心研究，认为与其救治病成以后，不如自重自爱以防患于未然。

综合缪希雍医案所述，主要有以下防治措施：

（1）早期诊断婴儿先天梅毒

凡是孕期患梅毒者所生子女，都应及时观察婴儿有无梅毒征象。《先醒

斋医学广笔记》中记载的胎传梅毒的典型症状："其证浑身破烂，自顶至踵，两目外几无完肤，日夜号泣，或吐或泻，似疟似惊，变态百出。"如"父母不知，见有他证，别作治疗，十无一生"。若失于诊治，则"胎中之毒，彻骨入髓"。

（2）母子双治

应对梅毒儿隔离治疗，防止患儿皮肤及黏膜上的梅毒螺旋体传染他人。同时需给予患儿母亲进一步治疗，以切断传染环节。

2. 峻药缓图，内外合攻

梅毒病重毒深，难以旦夕根除，必须逐渐祛除邪毒，消减病势，缓解症状。在延长病人存活时间基础上，辨证用药，寻求彻底治愈的途径。具体用药上，以牛黄为主，配合犀角、羚羊角、朱砂、冰片、麝香清热解毒、驱逐秽恶；和入治杨梅疮毒要药土茯苓粉，分解湿毒、健脾强胃，兼利关节，防铅毒，生蜜调服。因"生则性凉，故能清热""甘而和平，故能解毒""缓可去急，故能止心腹肌肉疡疮之痛""和可致中，故能调和百药"。

对梅毒儿的母亲，也需以前方加散毒剂，持续口服，长期防治，所谓"王道无速功，多服自有益"。缪希雍制备的外用药为：大粉草、金银花研细末，外敷洗净的霉疮溃烂面。半个月后改用神效敷药（夜合花、象皮、降香、乳香、没药、血竭、孩儿茶、花蕊石、五倍子、白占、珍珠、冰片），一个月为一疗程。发作减轻后，再经一年时间的善后调护，临床症状即可消失。

缪希雍主张，梅毒多由营分恶毒与湿淫杂合，主要病机为气逆血结。其诊疗验案大多分期施治。梅毒初发，辨证常属于实证，"实为邪气盛，邪不速逐则为害滋蔓，故治实无迟法，亦有巧法"，急宜解毒祛湿、凉血散结药物，"大剂连进，内外夹攻，务使消散"。即使"势大毒深，一时不能散尽，亦必十消七八"，降低病邪对患者生存的危害。否则，病重药轻，或

“失于救治，使热毒内攻”，伏骨入髓，侵及重要脏器则难于挽救。

缪希雍指出，此类疾患“自里达表者吉，自表陷里者凶”，故“药宜解散通利”，令邪有出路。因而临证关键，一要败毒，截断邪气深传；二要扶持正气，确保药病相使，既可驱邪外出，同时又能安其未受邪之地。不惟疳疮后期，或结毒肿块经年不愈者，缪希雍力主“宜间服十全大补汤十数剂”，气虚脾弱加蜜炙黄芪，血虚加生地黄；“年久力衰者”加薏苡仁、甘草、绵黄芪、怀生地、人参。霉疮初期，邪势鸱张阶段，其处方中也不乏保津护胃药物，注重“虚为百病之本”。

需要指出的是，缪希雍恢复正气的方法，是多从厥阴、阳明入手而兼及他经，原因在于梅毒属肝经生病，“肌肉乃脾胃所生，收敛皆气血所主，二者相济以成”。尤其霉疮溃破，难以收口者，余毒未尽，胃虚又不能行其药力，此时先与调和气血方药，候气血来复，正能胜邪，然后投以解毒祛湿、通经活络药物，或许有望拔去病根。

总之，缪希雍调治此病，立足解毒、祛湿、托里法则，依据证候虚实演变进程，或败毒为主，顾护扶正；或健脾滋阴治本，兼以祛邪败毒；或败毒、扶正并举。正如林佩琴所言“杨梅疮，由明正德间起于岭表”，若“壮实者主解毒，虚弱者宜兼补，各随次第，如法调治”。(《类证治裁·梅疮结毒论治》)

3. 外治慎用铅汞，推崇小蓟地骨皮

缪希雍认为，外用药具有解毒消肿、收湿化腐、止痛生肌等功效，是扫除疳疮余毒，促进霉疮愈合的重要手段。《先醒斋医学广笔记》中的 5 个完整的性病医案中，4 例为内外合治，而另一例竟属单纯外敷药取效。23 首验方中，10 首为外用方药。缪希雍认为水银味辛气寒而有毒，善能杀虫，其性下走无停歇，外用可以攻毒去腐，与矾石、丹砂、芒硝、雄黄、黑铅一起升炼后，名红粉霜，能止痛生肌，再加少许冰片，研匀擦广疮有效；

同时认为轻粉为升炼水银而成，其味本辛，气冷，疗效与水银近似，治痈疽恶疮杨梅诸疮，拔毒长肉，神验。因而缪希雍的膏方、敷剂中，两处使用轻粉、水银入药。

但是作为一代临床大家，缪希雍对“以毒攻毒”滥用轻粉、水银的医风，却持批判态度。他引寇宗奭“水银入药，虽各有法，极须审谨”，及“惟宜外敷，不宜内服”的论点，提出“其性有毒，走而不守”，使用过量或方法失当，会产生以毒引毒等副反应。严重者甚至“窜入经络”或“深伏骨髓关窍”，造成耗血伤津，“营卫不从，筋脉失养”，筋挛、骨痛、顽痹等坏证丛生，经年累月可影响胎儿发育，导致患者残疾，以致夭亡。所以“杨梅结毒发于气虚久病”者，应禁用汞类制剂。霉疮初得，体格壮实患者，也切忌为追求速效而一味乱投铅、汞。缪希雍继承前人经验，勇于探索外治新方。他最欣赏两首外敷剂：一是师传升药五灵散（胆矾、辰砂、雄黄、明矾、磁石），“喜其不用水银，制而用之”，但“功效迟缓”；二是下疳极秘神方（鲜小蓟、鲜地骨皮），受《卫生宝鉴》“疗下疳先以浆水洗之，后掺地骨皮末生肌止痛”经验的启示，结合其应用小蓟的体会，即“小蓟味甘温微寒无毒”，既“主养精保血”，又“去宿血生新血”，为解毒消疮、凉血止血镇痛良药；配伍地骨皮“味甘淡性沉而大寒”，煎浓汁浸洗，“治一切极痛下疳，屡用甚效”。因而以上方治是否可以用于其他性病，甚至包括现代艾滋病，也是很值得进一步深入研究的。

（六）咳嗽论治新见解

肺系疾患的主要症状之一就是咳嗽。咳嗽虽然是症状较轻和预后较好的病症，但是自古就有“良医难治咳嗽”之论。纵观历史，历代医家对于咳嗽都有不同见解。《黄帝内经》提出“五脏六腑皆令人咳，非独肺也”。金·刘完素《素问病机气宜保命集》中，提及“寒暑燥湿风火六气，皆令人咳”，且根据临床经验认为春夏秋冬四季均有咳嗽发生，针对四季的不同，对于咳嗽的治疗也各不相同。明·张介宾《景岳全书》又论曰："咳嗽一证，窃见诸家立论大繁，皆不得其要，多致后人临证莫知所从，所以治难得效。"张介宾将咳嗽分为外感、内伤两类，并主张分别论治。

缪希雍提出"古今不同，五方异处，感受之深浅，禀赋之厚薄"，强调疾病发生是因人、因病而异。医生如"执古方以临之，则似胶柱鼓瑟矣"，势必会出现诊治错误。缪希雍提出"古方新病不相能"的观点，认为医生临证最重要的是"变而通之，则法不穷矣"。

1. 提出"邪从口鼻而入"

"邪从口鼻而入"的理论创自缪希雍。其在《先醒斋医学广笔记》中指出："伤寒、温疫，三阳证中，往往多带阳明者，以手阳明经属大肠，与肺为表里，同开窍于鼻；足阳明经属胃，与脾为表里，同开窍于口。凡邪气之入，必从口鼻，故兼阳明证者独多。"明确指出了外感热病的感邪途径与病机，指出病邪从口鼻而入，而以阳明受邪独多的新观点，与此前多强调邪从皮毛而入者不同。

2. 吐血治疗三要法可治阴虚火旺之咳

缪希雍在《先醒斋医学广笔记》中提出"吐血治疗三要法"，即"宜行血不宜止血""宜补肝不宜伐肝""宜降气不宜降火"。

吐血和咳血，二者迥然有别，有分而述之，亦有合而言之者。如《症因脉治·吐血咳血总论》曰："胃中呕出名吐血，肺中咳出名咳血。"《金匮要略·惊悸吐衄下血胸满瘀血病脉证治第十六》曰："夫吐血，咳逆上气，其脉数而有热，不得卧者，死。"又曰："夫酒客咳者，必致吐血，此因极饮过度所致也。"可见《金匮要略》所论吐血，实为咳血。《先醒斋医学广笔记·卷二·吐血门》所言吐血，实指咳、衄血。如其医案中，许相美时常齿衄；张仲虎发大寒热，咳嗽有血等。数案所用方药，均为治咳血药。

3. 强调速逐热邪

根据伤寒易于热化的特点，缪希雍强调治疗应速逐热邪。认为若邪在三阳，法宜速逐，迟则胃烂发斑；或传入于里，则属三阴，邪热炽者，令阴水枯竭，于法不治矣，此治之后时之过也。由此可知缪希雍强调“速逐热邪”的内涵有二：其一，热为阳邪，耗伤阴液，应速逐阳明之热，避免病邪夺阴，延损下焦。其二，热邪传变迅速，易犯营血。故缪希雍常用竹叶石膏汤、白虎汤及玄参、连翘等。

4. 护津液慎汗下

固护津液，是缪希雍辨证施药的重要思想。如其治太阳病用羌活汤，而不用麻桂剂；方中重用石膏、知母、麦冬等养阴，善用竹叶石膏汤，而去掉温燥伤阴之半夏。并且极少应用苦寒之品，以防苦燥伤阴，又伤胃气，使津液难回。在疾病后期，缪希雍常采用甘蔗汁、梨汁，并多饮麦门冬汤以生津，对后世“增水行舟法”有所启示。

慎于汗下，是缪希雍保护津液的主要措施。其在附子“简误”中，列禁忌证30余种，干姜亦如此，并强调“误投则祸不旋踵，慎勿尝试”。缪希雍又指出：“汗则津泄，下则液脱。”非确属适应证，则不可轻用。

缪希雍的清润保津、慎于汗下，以护津液、保胃气的治则，对后世温病学家有很大的启发。

5. 用药特点

（1）甘寒为主

缪希雍用药以甘寒为主，慎用苦寒，忌投温燥。如清肺常用：枇杷叶、麦门冬、薄荷、橘红、贝母。下气常用：降香、苏子。养心常用：茯神、枣仁。补阴清热常用：青蒿、鳖甲、银柴胡、地骨皮、丹皮。

（2）善用童便

《先醒斋医学广笔记》中，有大量医案应用童便。“或用其大剂，或急则治标，或用于炮制，或用之单饮、调服、对服、和服、兼饮、煎服，或用以食疗，治疗多种病症”。如“一人患目珠痛如欲堕，胸胁及背如槌碎状，昼夜咳嗽，眠食俱废，自分不起，促仲淳诀别。仲淳曰：何至是耶！令日进童便三大碗，七日下黑血无数，痛除”。缪希雍认为“人溺”乃津液之浊者渗入膀胱而出，其味咸，气寒无毒，为除劳热骨蒸、咳嗽吐血及妇人产后血晕闷绝之圣药。故善用童便实因当时温补盛行，阴虚火热之人居多，用其有滋阴降火之功。

（3）擅用苏子

苏子一药，用之降气，缪希雍几乎每方必用。在《神农本草经疏·论制方和剂治疗大法》中，仅言及阴虚火炎、上盛下虚证候，且强调“气降则火自降”，概因此为其独特经验，故突出一点而不及其余。但《神农本草经疏》中仅言“善降气”。

（4）创新药物炮制

缪希雍论治咳嗽时，特别重视对所用药物的炮制，并论述了炮制对药性及临床疗效的重要作用，对中药炮制学的发展做出了重要贡献。

①麻黄去节并沫

缪希雍明确指出，“去节并沫，若不尽，服之令人闷”。因麻黄节有止汗作用，不利于发散；先煮上浮之沫，气浮燥易使人心烦，故去之。《先醒斋医学广笔记》中，记载了“去节并沫”之法：“用夹刀剪去节并头……煎三四十沸，竹片掠去上沫尽，漉出熬干用之。”现代药理研究提示，上浮之沫为脂溶性蛋白，可引起烦呕等不良反应。

②麦冬去心

《先醒斋医学广笔记》中，记载了麦冬去心的方法：“凡入汤液，或以水润去心，或以瓦焙乘热去心。”因麦冬心可令患者心烦。陶弘景亦指出：“凡用，取肥大者，汤泽，抽去心。不尔，令人烦。”

③洗半夏

“半夏上有巢涎，若洗不净，令人气逆，肝气怒满”，故在炮制半夏时，“用捣白芥子末二两，头醋六两，二味搅令浊，将半夏投中洗三遍”或“矾汤泡”。并提出半夏有三禁，即渴家、汗家、血家。

（七）对本草学的贡献

缪希雍精研本草三十余年，所著《神农本草经疏》，是继李时珍《本草纲目》之后的又一部本草学名著。缪希雍对前人的本草学说，继承阐发，纠误创新。其对本草学的贡献，主要表现在以下几个方面。

1. 阐发药性，详尽朴实

缪希雍在《神农本草经疏·卷一·原本药性气味生成指归》中，论述了药物气味的来源及其关系。

（1）药性生成

关于药性气味的来源和生成，缪希雍认为“物之生也，必禀乎天；其成也，必资乎地。天布令，主发生，寒热温凉，四时之气行焉，阳也；地凝质，主成物，酸苦辛咸甘淡，五行之味滋焉，阴也”。

关于药物的使用，缪希雍认为，必须明了药物性质才能发挥好其治疗作用，否则易卒致败衄，悔不可追。其指出：“今夫医，譬诸兵焉。料敌出奇者，将之谋也；破军杀贼者，士之力也。审度病机者，医之智也；攻邪伐病者，药之能也。非士无以破敌，非药无以攻邪。故良将养士，上医蓄药。然不知士，何以养？不知药，何以蓄？夫士犹有情实可考，才略可试，尚曰难知。以孔明之明，一马谡用违其才，卒致败衄，悔不可追。”而“药石无情，才性莫测，既非言论之可考，又非拟议之可及，而欲知其的然不谬，非神圣之智，其孰能与于斯。假令尝试漫为，则下咽不返，死生立判，顾不大可惧耶！”故须明辨药物作用。

（2）药性差别

缪希雍指出："物有味，必有气，有气斯有性，自然之道也。"明确论述了药物的气、味、性之间所存在的区别与联系，颇具新意。缪希雍进一步指出："药有五味，中含四气，因气味而成性，合气味及性而论，其为差别，本自多途，其间厚薄多少，单用互兼，各不相同。"指出药性之差别，关键是因其有气味厚薄，单用互兼之异。如同为苦寒药，"黄芩则燥，天冬则润；芦荟能消，黄柏能补，黄连止泻，大黄下通；柴胡苦寒而升，龙胆苦寒而降"。足见缪希雍对药性的论述，详尽朴实，提纲挈领，要言不烦，也补充了《神农本草经》的不足。

如独活、羌活本为一物二种，因其气味多少厚薄不同，则其治疗作用迥异。"独活禀天地正阳之气以生，故味苦、甘平。甄权、洁古，益之以辛，微温无毒。气味俱薄，浮而升，阳也。足少阴引经气分之药。羌活性温，辛、苦。气厚于味，浮而升，阳也。手足太阳行经风药，并入足厥阴、少阴经气分。羌活气雄，独活气细。故雄者治足太阳风湿相搏，头痛肢节痛，一身尽痛者，非此不能除，乃却乱反正之主君药也。细者治足少阴伤风头痛，两足湿痹不能行动，非此不能除，而不治太阳之证。名列君部之中，非比柔懦之主。小无不入，大无不通，故能散肌表八风之邪，利周身百节之痛"。二药虽本为一种，但因其第质有虚实老嫩之异，气有厚薄之不同，所以治疗迥异。

（3）药性之偏

缪希雍指出，药物发挥治疗作用，是基于其偏性；若运用不当，以偏济偏，则会导致严重后果。其曰："夫药石禀天地偏至之气者也。虽醇和浓懿，号称上药，然所禀既偏，所至必独脱也，用违其性之宜，则偏重之害，势所必至。故凡有益于阳虚者，必不利乎阴；有益于阴虚者，必不利乎阳。能治燥者，必不宜于湿；能治湿者，必不宜于燥。能破散者，不可以治虚；

能收敛者，不可以治实。升不可以止升，降不可以疗降。寒有时而不宜于热，热有时而不宜于寒。古人半夏有三禁，谓渴家、汗家、血家。仲景呕家忌甘，酒家亦忌甘。王好古论肺热忌人参之属。诸如此类，莫可胜数。”药有其性才能发挥其治疗作用，用药必须既能发挥药物的治疗作用，又要避免药物偏性造成机体损害，所以必须深思详察，以运用好药物之性。

如“香薷”，缪希雍认为，香薷性温，不宜热饮。因此，其在治疗因乘凉饮冷，寒与暑气相搏激，阳气为阴邪所遏，症见头痛发热，恶寒，烦躁口渴，或吐，或泻，或霍乱时，主张宜用香薷以发越阳气，散水和脾则愈。而在论治由于饮食不节，或劳役斫丧之人，伤暑热，而症见大热大渴，汗泄如雨，烦躁喘促，或泻或吐者，认为此乃劳倦内伤之证，主张宜用李杲人参白虎汤、清暑益气汤、桂苓甘露饮之类，以泻火益元。对于中热而不吐泻者，缪希雍主张宜人参白虎汤；吐泻者，宜清暑益气汤、桂苓甘露饮。此处缪希雍之所以主张不宜用香薷，是因为香薷之性辛温，若误用香薷于诸热证，是重虚其表而又济之以温，必导致误治。正如其在《神农本草经疏·卷九·草部中品之下·香薷》中所言：“盖香薷乃夏月解表之药，表无所感而中热为病，何假于此哉？误则损人表气。戒之！戒之！”

再如“半夏”，缪希雍认为，半夏辛温，性燥而有毒，虽能祛湿，分水实脾，开寒湿痰、气郁结痰，但是对于阴虚血少，津液不足诸病，应忌用。其在《神农本草经疏·卷十·草部下品之上·半夏》论曰：“故古人立三禁，谓血家、渴家、汗家也。故凡一切吐血、衄血、咯血、齿衄、舌上出血、金疮、产后失血过多、尿血、便血；肾水真阴不足发渴、中暑发渴；阳虚自汗、阴虚盗汗、内热烦躁出汗诸证，皆所当禁者也。”并在前人所立“三禁”之外，又详细阐发了半夏还应当禁用之证，指出“然三禁之外，应忌者尚多，兹更详列于后：凡咳嗽由于阴虚火空上炎，烁肺喉痒因而发嗽，内热煎熬津液凝结为痰所致，而不由于寒湿，病本乎肺而不本乎脾；呕吐由于火冲胃热，而不由于寒湿痰壅；饮食不化由于脾阴不足，而不由于因湿脾慢；呕、哕、眩、悸，谷不得下由于胃气虚弱，见食厌恶，而不由于寒湿邪所干；霍乱腹胀由于脾虚邪热客中焦，而不由于寒湿饮食停滞；咽痛，由于阴虚，肾水不足则水涸而阳无所附，故火空上炎而发咽痛，而不由于伤寒少阴病邪热不解；气喘由于气虚，而不由于风寒气郁；头痛由于血虚，而不由于痰厥；小儿吐痰由于伤热，而不由于脾胃；不寐由于心络血少，而不由于病后胆虚；自汗由于表虚腠理不固，而不由于湿热内客自胜。如上诸证，法所同禁。”缪希雍不仅将半夏之禁详列于后，而且详细阐发总结其内在机理，“并其所最易误而难明者，世医类以其能去痰，凡见痰嗽莫不先投之，殊不知咳嗽吐痰，寒热骨蒸，类皆阴虚肺热津液不足之候，误服此药，愈损津液，则肺家愈燥，阴气愈虚，脓痰愈结，必致声哑而死”。若执迷不悟，不晓阴虚与痰湿病机不同治疗之异，若再合用参、术，则祸不旋踵。“盖以其本脾胃家药，而非肺肾药也。寒湿痰饮作嗽，属胃病者固宜，然亦百之一二。其阴虚火炽，煎熬真阴，津液化为结痰，以致喉痒发咳者，往往而是。故凡痰中带血，口渴咽干，阴虚咳嗽者大忌之。又有似中风痰壅失音，偏枯拘挛，及二便闭涩，血虚腹痛，于法并忌。犯之过多，则非药可救，吉凶贸理，悔不可追，责在司命。谨诸！戒诸！”

再如“大黄”，其药性及作用特点为气味大苦大寒，性禀直逐，长于下通，故为泻伤寒，温病、热病实热，热结中、下二焦，二便不通，及湿热胶痰滞于中下二焦之要药。祛邪止暴，有拨乱反正之殊功。其特性偏性为“第具峻利之性，猛烈之气，长驱直捣，一往不返。如武王伐纣，前徒倒戈，血流漂杵，虽应天顺人，救民水火，然亦不免于未尽善之仪矣”。所以，在疾病治疗过程中，须分明虚实，否则必将导致败衄。“故凡血闭由于血枯，而不由于热积；寒热由于阴虚，而不由于瘀血；癥瘕由于脾虚胃弱，而不由于积滞停留；便闭由于血少肠燥，而不由于热结不通；心腹胀满由于脾虚中气不运，而不由于饮食停滞；女子少腹痛由于厥阴血虚，而不由于经阻老血瘀结；滞下初起即属胃虚，当以补养胃气，清消湿热为本，而不可以妄加推荡；疟病伤于暑气，而不由于山岚湿热；吐衄血由于阴虚火起于下，炎烁乎上，血热妄行溢出上窍，而不由于血分实热；腰脚风气由于下元先虚，湿热下流，因兹致病，而不专由于风湿外侵；骨蒸积热本于阴精不足，而非实热所致；偏坠由于肾虚，湿邪秉虚客之而成，而不由于湿热实邪所犯；乳痈肿毒由于肝家气逆郁抑不舒，以致荣气不从，逆于肉里，乃生痈肿，而不本于膏粱之变，足生大疔，血分积热所发，法咸忌之”。之所以处处均不宜用大黄，因大黄为猛浪袪邪之药，若误投以治疗虚证则必将导致变证蜂起，变为坏证，“以其损伤胃气故也”“轻发误投，多致危殆。戒之！戒之！”。

再如“厚朴”，其性味及治疗特点为“气味辛温，性复大热，其功长于泄结散满，温暖脾胃。一切饮食停积，气塞暴胀，与夫冷气逆气，积年冷气入腹，肠鸣虚吼，痰饮吐沫，胃冷呕逆，腹痛泄泻，及脾胃壮实之人偶感风寒，气实人误服参芪致成喘胀，诚为要药”。其治疗之性决定其偏性，“然而性专消导，散而不收，略无补益之功”，故治疗过程中，有种种不宜应用厚朴者。如“凡呕吐不因寒痰冷积，而由于胃虚火气炎上；腹痛因于血虚脾阴不足，而非停滞所致；泄泻因于火热暴注，而非积寒伤冷；腹满因于中气不足，气不归原，而非气实壅滞；中风由于阴虚火炎，猝致僵仆，而非西北真中寒邪；伤寒发热头疼而无痞塞胀满之候；小儿吐泻乳食，将成慢惊；大人气虚血槁，见发膈证；老人脾虚不能运化，偶有停积；娠妇恶阻，水谷不入；娠妇胎升眩晕；娠妇伤食停冷；娠妇腹痛泻痢；娠妇伤寒伤风，产后血虚腹痛；产后中满作喘；产后泄泻反胃，以上诸证，法所咸忌”。若误用则破散之气必将损伤冲和之气；“若误投之，轻病变重，重病必危。世人不究其原，一概滥用，虽或一时未见其害，而清纯冲和之气，默为耗矣。可不慎哉！”

（4）药性可调脏性之偏

缪希雍不仅提出药性之基础、差别及其偏性，而且重视脏腑之性，即脏腑之神用。其在《神农本草经疏·卷一·五脏苦欲补泻论》中论曰：“五脏苦欲补泻，乃用药第一义……五脏之内，各有其神，神各有性，性复各殊。”又曰：“神也，有知而无质……肝藏魂，肺藏魄，心藏神，脾藏意与智，肾藏精与志，皆指有知之性而言，即神也。神也者，阴阳不测之谓也。是形而上者，脏之性也。”认为五脏之苦欲，即为好恶。若违其性，即为苦；遂其性，即为欲。欲者，是本脏之神之所好也，即补也。苦者，是本脏之神之所恶也，即泻也。而对于五脏的补泻均关乎五脏苦欲，苦欲又因乎脏性，这种关系既不属五行，又不属阴阳，缪氏称其为“神用”。

缪希雍在提出脏腑之性之后，还借鉴《内经》理论及元代张元素的相关理论，详细阐发了如何基于药物的性味归经调理脏腑之疾病；使脏性之偏差，通过药物偏性的调理，而得以纠正并恢复。

以“肝”为例。《内经》认为肝苦急，欲散，应用甘味药以缓之，用辛以散之，用辛以补之，用酸以泻之。张元素在《内经》理论基础上，提出用甘草以缓肝之急；用川芎以散肝助肝之条达；补之以细辛；泻之以芍药。缪希雍认为，肝为将军之官，言不受制者也，急则有摧折之意焉，故苦急而恶之。但如果能缓之，便可遂其性。甘可以缓，可用甘草之属。扶苏条达，为肝木之象；升发开展，也为魂之用，因此肝其性欲散，如果用辛以散之，可解其束缚，因此散即补也。辛可以散，可用川芎之属。若肝用太过，则应屈制之，从而不使其逾分，用酸性药可收，可用芍药之属。补之以辛，即以散为补，可用细辛、生姜、陈皮之属。

再如“心”，《内经》认为，心苦缓，欲软，应用酸味药以收之，用咸以软之，以咸补之，以甘泻之。张元素在《内经》理论基础上，提出用五味子收心之缓，以芒硝之咸以软之，以泽泻补之，以人参、黄芪、甘草等甘味药以泻之。缪希雍认为，心为形君，神明之性恶散缓而喜收敛，散缓则违其性，收敛则宁静清明，因此宜用酸味药以收其缓。软者，即为和调之意。心君本自和调，邪热乘之则躁急，故须再以芒硝之咸寒，除其邪热，以软其躁急坚劲之气，以复其平。以泽泻之咸补之，可导心气以入肾。烦劳则易虚而生热，故用人参、黄芪、甘草之甘温，以益元气而虚热自退，所以称之为泻。心以下交于肾为补，火空则发，盐为水味，因此炒盐之咸可以润下，使得心肾相交，水火既济，有补之义，故软即为补。

再如“脾”，《内经》认为，脾苦湿，欲缓，应以苦味药以燥之，以甘味药以缓之，以甘补之，以苦泻之。张元素在《内经》理论基础上，提出用白术燥脾，以甘草缓之，以人参之甘补之，以黄连之苦泻之。缪希雍认为，脾为仓廪之官，为主运动磨物之脏。燥为脾之性，脾宜健而不宜滞，而湿因有违脾之性，即为滞，因此脾苦湿而恶之，应急食苦以燥之，可用白术之苦温使脾恢复其性之所喜，则脾可健旺。但若过燥，则应以甘草之属缓之以甘，因甘味先入脾，性欲健运，气旺则行，所以用人参补之以甘。长夏之令，湿热主之，脾气斯困，故当急食黄连之苦寒以泻之；虚则宜补，用炙甘草之甘以益血，大枣之甘温以益气，即为补其不足。

再如“肺”，《内经》认为，肺苦气上逆，欲收，应急食苦以泄之，急食酸以收之，以辛味药泻之，以酸味药补之。张元素在《内经》理论基础上，提出用诃子皮、黄芩以泄肺；用白芍之酸以收之；泻之以桑白皮；补之以五味子。缪希雍认为肺为华盖之脏，相傅之官，藏魄而主气。气常则顺，气变则逆，逆则违其性，故宜急食黄芩之苦以泄之；肺主上焦，其政敛肃，故其性喜收，宜急食白芍之酸以收之；若肺受热邪，急食桑白皮之辛以泻之；若肺失其职，肺气不敛，则气无所管束，应以五味子之属补之以酸，使遂其收敛之性，以清肃上焦，即为补。

再如“肾”,《内经》认为肾苦燥，欲坚，应急食辛以润之，急食苦以坚之，以苦补之，以咸泻之。张元素在《内经》理论基础上，提出用知母之辛以润之；以黄柏之苦以坚之；以地黄之苦以补之；以泽泻之咸以泻之。缪希雍认为肾为作强之官，藏精与志，主五液，属真阴，为水脏。其性本润，故恶燥，应宜急食知母之辛以润之；欲坚，急食苦以坚之。若肾非坚，则无以称作强之职，四气以遇湿热即软，遇寒冷即坚，五味以得咸即软，得苦即坚，因此宜急食黄柏之味苦气寒以坚之，以遂其欲坚之性。坚即补也，故以地黄、黄柏之苦补之；咸能软坚，软即泻也，故以泽泻之咸以泻之。肾为藏精之脏，精气夺即为虚，故熟地黄、黄柏之属以益精，即为补。

（5）以方性协助药性发挥作用

随着疾病的变化，单味药已经不能发挥治疗作用。正如缪希雍所言，“上古之人，病生于六淫者多，发于七情者寡。故其主治，尝以一药治一病，或一药治数病。今时则不然，七情弥厚，五欲弥深，精气既亏，六淫易入，内外胶固，病情殊古，则须合众药之所长，而又善护其所短，乃能苏凋瘵而起沉病”。协和诸药之力则有方，协和方式不同即有大、小、缓、急、奇、偶、复七者之不同，又有宣、通、补、泻、轻、重、滑、涩、燥、湿十剂之不同，七方不同，其制各异。十剂各异，药之大体亦异。

七方之形式不同，适用病机不同。“气有多少，形有盛衰，治有缓急，方有大小。又曰：病有远近，证有中外，治有轻重。近者偶之，远者奇之。汗不以奇，下不以偶。补上治上制以缓，补下治下制以急。近而偶奇，制小其服；远而奇偶，制大其服。大则数少，小则数多。多则九之，少则一之。奇之不去则偶之，偶之不去则反佐以取之，所谓寒热温凉，反从其病也”。

不同的疾病，适用不同的方剂形式。王冰曰：“脏位有高下，腑气有远近，病证有表里，药用有轻重。单方为奇，复方为偶。心肺为近，肝肾为远，脾胃居中。肠、膀、胞、胆，亦有远近。识见高远，权以合宜。方奇而分两偶，方偶而分两奇。近而偶制，多数服之；远而奇制，少数服之。方与其重也宁轻，与其毒也宁良，与其大也宁小。是以奇方不去，偶方主之；偶方不去，则反佐以同病之气而取之。夫微小之热，折之以寒；微小之冷，消之以热。其大寒热，则必能与异气相格，声不同不相应，气不同不相合。是以反其佐以同其气，夏令寒热参合，使其始同终异也。逆者正治，从者反治。反佐，即从治也。谓热在下而上有寒邪拒格，则寒药中入热药为佐，下隔之后，热气既散，寒性随发也。寒在下而上有浮火拒格，则热药中入寒药为佐，下服之后，寒气既消，热性随发也。此寒因热用，热因寒用之妙也。温凉仿此。”

七方、十剂之变化本于疾病，而关于疾病的治疗，则本于药性与脏性的契合。刘完素曰：“流变在乎病，主病在乎方，制方在乎人。方有七：大、小、缓、急、奇、偶、复也。制方之体，本于气味。或收或散，或缓或急，或燥或润，或软或坚，各随脏腑之证，而施药之品味，乃分七方之制也。”

疾病的最终治疗，必将落实于药物之气味。刘完素曰：“制方之体，欲成七方、十剂之用者，必本于气味也。辛散、酸收、甘缓、苦坚、咸软，各随五脏之病，而制药性之品味。故方有七，剂有十。方不七，不足以尽方之变；剂不十，不足以尽剂之用。方不对证，非方也；剂不翻疾，非剂也。此乃太古先师，设绳墨而取曲直；叔世方士，乃出规矩以为方圆。”

（6）药性与意象

药性，除四气五味、性味、归经外，尚有很多性质无法以此来表达，药物作用多为取其某种意象而来，所谓“医者，意也”，实则药物本身所具气化之性使然。缪希雍在其药性理论中，也详述此类药性。指出：“夫物各有性，制而用之，变而通之，施于品剂，其功用岂有穷哉！如是，有因其性而为用者，有因其用而为使者，有因其所胜而为制者，有气相同则相求者，有气相克则相制者，有气有余而补不足者，有气相感则以意使者，有质同而性异者，有名异而实同者。故蛇之性上窜而引药，蝉之性外脱而退翳，虻饮血而用以治血，鼠善穿而用以治漏，所谓因其性而为用者如此。弩牙速产，以机发而不栝也；杵糠下噎，以杵筑下也，所谓因其用而为使者如此。浮萍不沉水，可以胜湿；独活不摇风，可以治风，所谓因其所胜而为制者如此。麻，木谷而治风；豆，水谷而治水，所谓气相同则相求者如此。牛，土畜，乳可以止渴疾；豕，水畜，心可以镇恍惚，所谓因其气相克则相制也如此。熊肉振羸，兔肝明视，所谓因其气有余补不足也如此。鲤之治水，鹜之利水，所谓因其气相感则以意使者如此。蜜成于蜂，蜜温而蜂寒；油生于麻，麻温而油寒，兹同质而异性者也。蘼芜生于芎䓖，蓬蘽生于覆盆，兹名异而实同者也。如斯之类，不可胜举。故天地赋形，不离阴阳，形色自然，皆有法象。毛羽之类，生于阳而属于阴；鳞甲之类，生于阴而属于阳。空青法木，色青而主肝；丹砂法火，色赤而主心；云母法金，色白而主肺；磁石法水，色黑而主肾；黄石脂法土，色黄而主脾。故触类而长之，莫不有自然之理也。”

缪希雍指出，欲详解药性，必须详细了解药物本质，才能不拘泥于文字，而达化境。“欲为医者，上知天文，下知地理，中知人事，三者俱明，然后可以语人之疾病。不然，则为无目夜游，无足登涉，动致颠殒，而欲愈疾者，未之有也”。

2. 创本草文献体例之新

缪希雍所撰《神农本草经疏》，其创新之处在于专列疏注、主治参互、简误三项栏目，且内容极其详细。

（1）疏注药物，实用易稽

缪希雍对《神农本草经》《名医别录》中所载药物的主治内容，逐一进行详细注疏。每疏注一药，均先引录《神农本草经》等书对该药性味功效的论述，继之根据经文所载予以发挥解说。字梳句栉，朴实详尽，如遇意有未尽者，更能引申而阐明之。其所疏注之药，多为临证常用之品，即所谓“治疗之必不可缺，暨近地所产，得以睹记者，备为具疏”“余非必用之药，及罕识难致者，存而不论”。可见，缪希雍是以裨切实用为著述立言之宗旨的。

在注疏形式上，则不拘一格，“或先经而阐义，或随文而畅旨，或断章以相比，或因源以导流，或从末而会本，或根性以知非”，然其要则一，期在发明经旨，有广来学。以黄芩为例，《神农本草经》与《别录》谓其味苦平，大寒，无毒。功用有主诸热、黄疸、泄痢、逐水、下血闭、恶疮疽蚀、火疡，疗痰热、胃中热、小腹绞痛、消谷、女子血闭、淋露下血、小儿腹痛及利小肠。

缪希雍之疏解则指出：“黄芩禀天地清寒之气，而兼金之性，故味苦平无毒。《别录》益之以大寒……其性清肃，所以除邪；味苦，所以燥湿；阴寒，所以胜热，故主诸热。诸热者，邪热与湿热也。黄疸、肠澼泄痢，皆湿热盛之病也。折其本则诸病自瘳矣。苦寒能治湿热，所以小肠利而水自逐，源清则流洁也。血闭者实热在血分，即热入血室，令人经闭不通，湿热解则荣气清而自行也。恶疮疽蚀者，血热则留结而为痈肿溃烂也。火疡者，火气伤血也，凉血除热则自愈也。”

通过以上注疏，缪希雍将黄芩的功用做了详细阐述，并执简驭繁地归结为苦寒清热、燥湿胜热、凉血除热，使学者对《神农本草经》之旨有清晰的了解，从而能更好地运用于临床。

缪希雍从药物的气、味出发，联系中医经典理论，对《神农本草经》所述药物的功用，与阴阳五行、气血津液、脏腑生理与病机及临床运用，恰到好处地结合，明理悟性，论述贴切，幽隐可显，绝少浮泛空论，确实把本草学理论提高到了一个新的高度。

缪希雍不仅善于继承前人成就，且每每自出抒机，独出心裁，吸取新知，启示后人。如疏“五味子”时，除对《神农本草经》中的记载进行论述外，还收取了《药性论》《日华子诸家本草》中的记载，以此启迪后学，并拓展药物在临床中的应用。如其疏注麦冬曰：“麦门冬，在天则禀春阳生生之气，在地则正感清和稼穑之甘。《本经》甘平，平者，冲和而淡也。《别录》微寒，著春德矣。入足阳明兼入手少阴、太阴，实阳明之正药。”清·王孟英在《重庆堂随笔》中说：“缪希雍《经疏》知麦冬为胃经正药，《寓意草》始言脾胃异治，叶氏大畅厥旨，谓胃为阳土，宜用甘凉，俾后人得所遵循，故洄溪、润安皆深折服也。”可见缪希雍从本草学角度倡甘凉养胃之法，对后世大有启示及影响。再如，在疏山楂时云：“观其能消食积，行瘀血，则其气非冷矣。”其畅述己见，纠正了前人关于山楂“味酸气冷”的说法。再如，青黛的疏注：“外国蓝靛之英华也……波斯国来及太原产者胜。”说明缪希雍对外来药的运用亦了如指掌。

（2）主治参互，以尽其长

缪希雍认为，临床治病，用药如用兵。病情的复杂决定了用药需要精当，临证善用药者，“须合众药之所长，而又善护其所短，乃能苏凋瘵而起沉疴”。这就要求医生对药物的选用，要达到“参互旁通，彼此兼济，以尽其才”，以“共收平定之工，期无夭枉之患”。为此缪希雍在《神农本草经疏》中，创设“主治参互”一项，列出药物主治交互参证，以分别药物的功用所在，以期更详尽论述药物的主治功用，既博采众方，择善而从；又论述了自己的用药经验，内容涉及内、外、妇、儿、伤、眼等各科用药的配伍方法及处方常规。

例如，缪希雍在论述石膏之主治参互时曰：“仲景白虎汤，专解阳明邪热……若劳役人病此，元气先虚者，可加人参，名人参白虎汤。发斑阳毒盛者，白虎汤加竹叶、麦门冬、知母。以石膏为君，自一两至四两；麦门冬亦如之，知母自七钱至二两……甚则更加黄连、黄柏、黄芩，名三黄石膏汤……妇人妊娠病此者，亦同。伤寒汗后，烦热不解，竹叶石膏汤主之。小儿痧疹发热……竹叶石膏汤加赤柽木两许，贝母、瓜蒌根各二三钱主之。发斑亦同……中暑用白虎汤……亦用竹叶石膏汤。胃家实热，或嘈杂，消渴善饥，齿痛，皆须竹叶石膏汤主之。”再观缪希雍《先醒斋医学广笔记》的时气伤寒门，列举病案共十四则，其用方竟一半出于白虎汤。可见缪希雍之善用石膏，其对白虎汤及竹叶石膏汤运用之得心应手。其对石膏主治参互之论，确是继承前人经验，结合自身体验而阐发的。

在主治药物配伍方面，举菊花为例以说明。菊花为祛风要药，缪希雍用于治目痛、外翳、头痛、眩晕、疔疮等病证。其配伍为：与地黄、黄柏、枸杞子、白蒺藜、五味子、山茱萸、当归、羚羊角、羊肝等同用，治肝肾俱虚目痛；与黄连、玄参、生地黄、川芎、羌活、荆芥、柴胡、连翘、桔梗、决明子、甘草等同用，治风热头痛；与川芎、细辛、藁本、当归、生地黄、麦冬、白芍、甘草等同用，治血虚头痛，亦治痰结眩晕；菊花连根生用为君，加紫花地丁、益母草、金银花、半枝莲、贝母、连翘、生地黄、瓜蒌根、白芷、白及、苍耳子、夏枯草，可治疔疮。不同的配伍方法，体现了临床用药的灵活性。

其他，如菖蒲、茵陈、白薇、琥珀等药物的主治配伍，对临床制方遣药均有重要的实用价值。

缪希雍历时三十余年，始成此《神农本草经疏》，其所览阅之书籍，虽未见记述，但从每味药的主治参互中即可看出其搜罗之广，用意之勤。如在“黄柏”主治参互一项中，缪希雍引用了《外台秘要》《千金方》《肘后备急方》《经验方》《梅师方》《简要济众方》《十金博救方》《深师方》《衍义方》《妇人良方》《洁古家珍》《许学士方》《三因极一病证方论》《太平圣惠方》《普济方》《子母秘录》《医说》《宣明论方》等十八种方书，共二十三方。不难看出，主治参互实际是单味药物与方剂组成的有机联系。这项内容，较之以前本草方书中的“附方”，有了较大改进。这不仅对保存前人珍贵的方剂学资料有积极意义，有助于后人参阅对照，选择运用，而且对药物的各种配伍及运用博收约取，参较异同，启发临证思维。

（3）简误防失，利而罔害

所谓“简误”，即查检错误的意思。缪希雍认为，“夫药石禀天地偏至之气者也。虽醇和浓懿，号称上药，然所禀即偏，所至必独脱也，用违其性之宜，则偏重之害，势所必至……故作简误，以防其失”。人参、黄芪固然为上药，但若用违其性之宜，则偏重之害，势所必至，更何况其他药物。所以对于一药之运用，能够知长知短，兼明利弊，才能知药善任，恰如分际，疗效也才会提高。可见，严格掌握药性及使用和配伍禁忌，具有十分重要的意义。缪希雍在“简误”一项中，较好地表述了这一内容。这一点是缪希雍对本草学理论最为突出的贡献。

“简误”，是缪希雍《本草经疏》中的一个重要内容。不仅在每一药物下做专项论述，而且在对《神农本草经》《名医别录》的疏义文字中，也有关于这方面的内容。归纳起来，大致可分为对《神农本草经》之论的“简误”和对临床用药的“简误”两方面。

①纠《神农本草经》之误

《神农本草经》是古代医疗实践经验的珍贵记录，但由于历史的原因，其中掺杂了一些不实之词、邪妄之言。如论丹砂，《神农本草经》《别录》有“久服通神明不老，轻身神仙”之说。李时珍《本草纲目·石部第九卷·丹砂》既记载了“服丹砂之戒”，又有“阴证当多服伏火丹砂”的不同之说，最后做出“盖人之脏腑禀受万殊，在智者辨其阴阳脉证，不以先入为主，非妙入精微者不能企此”的持平之说。然而，缪希雍在《神农本草经疏·丹砂》中指出：“丹砂体中含汞……有大毒，若经伏火及一切烹炼，则其毒等于砒、硇，服之必毙”，完全否定了“伏火丹砂”作为药用的可能性。

缪希雍对《神农本草经》《别录》之误的纠正，不只局限于金石类药物，也包括一些草木类药品。如在《神农本草经疏·细辛》中论细辛的治疗作用，认为“皆升发辛散，开通诸窍之功也。其曰久服明目，利九窍，轻身长年者，必无是理。盖辛散升发之药，其可久服哉？”由此可见，缪希雍不仅对《神农本草经》《别录》之中的误人之说能直抒己见，而且还能发李时珍所未发，补《本草纲目》所未备。

②防临床之失

缪希雍在《神农本草经疏》的“简误”中，对许多药物的临床使用提出了禁忌细则。虽以历代本草学说为基础，但更是其临床实践经验的结晶。如详论了人参的各种适应证和禁忌证；对附子的“简误”，例举了内、外、妇、儿共七十余证，指出这些“病属阴虚及诸火热，无关阳弱，亦非阴寒，法所均忌”。又如黄芪，缪希雍指出：“黄芪功能实表，有表邪者勿用；能助气，气实者勿用；能内补不足，胸膈气闭闷、肠胃有积滞者勿用；能补阳，阳盛阴虚者忌之；上焦热甚，下焦虚寒者忌之；病人多怒，肝气不和者勿服；痘疮，血分热盛者禁用。”诸多议论，在临床上颇有参考价值。

3. 总结炮制大法

缪希雍所著“炮炙大法”，附于《先醒斋广笔记》后，是继《雷公炮炙论》之后的又一部炮制专著。书中对各种药物的出处、采集、优劣鉴别、炮制方法、贮藏保管等方面都有详细的论述，对部分药物，还述及炮制前后药物性质的变化和不同的治疗效果。并根据药物的属性分为金、石、草、木、人、兽、禽、虫鱼、水、火、果、米谷、菜十四类，颇有其独特之处，书末附有“用药凡例”细则，详细记载了中药汤剂的煎煮方法。

（1）发展中药炮制分类

明代是中药炮制发展史上的昌盛时期，许多炮制品不断创新，从实践上升到理论。由于我国第一部炮制专著《雷公炮炙论》原著亡佚，其内容虽散见于后世本草之中，已非原来面目。缪希雍在《雷公炮炙论》基础上，总结了前辈和自身对药物加工的经验，增加了常用的炮制方法，在《炮炙大法》中开篇就提出了“炮、爁、煿、炙、煨、炒、煅、炼、制、度、飞、伏、镑、𣩠、曝、露等十六法，其中“爁、煿、煨、度、伏、镑、𣩠、露”等法，在《雷公炮炙论》中未见记载。这说明缪希雍在前人基础上，又补充了当时药物加工的新经验，难能可贵。

（2）完善炮制工艺

缪希雍将《雷公炮炙论》中迂阔难遵者弃去，增添了当时的炮制方法。如白芍药“今人多以酒浸蒸切片，或炒用亦良”，砂仁“略炒，吹去衣”。说明明代末年在炮制工艺方面，已达到较为完善的水平。

①药物的净选

缪希雍在“炮炙大法”中，非常注重入药部位的选择。首先，对多余的部分一概弃之。如“百部根，去心皮”；款冬花“去梗蒂”；三棱“去毛”；远志“去心，若不去心，服之令人闷”。其次，缪希雍还认为对于杂质也应及时去除。如青黛“水飞去脚，缘中有石灰”；丹砂“研须万遍，药若轻尘，以磁石吸去铁气”。药物在去除杂质和非药用部分后，更有利于发挥疗效，减少毒副反应。

②药物的切制

缪希雍在“炮炙大法”中，根据药物的入药部位、性质的不同，以及药物在不同组方中的具体应用，采取了不同的切制方法，并加以说明。如茵陈蒿“须用叶有八角者，采得阴干，去根，细锉用，勿令犯火”。现代研究证明，茵陈蒿中含有挥发性有效成分，如果加热处理便会减少药物中挥发性成分的含量，所以缪希雍的切制方法是科学的。对于生姜，缪希雍认为不宜使熟，而宜捣汁，待药煎成倾入，方不失“生”字之义；如入药煎成熟姜，非生姜矣，可谓巧思妙想。又如黄连“去须切片，分开粗细，各置姜汁拌透，用绵纸衬，先用山黄土炒干研细，再炒至将红，以连片隔纸放上炒干，再加姜汁，切不可用水”，现今仍采用这种“润”法或不用水处理的方法，因黄连中有效成分小檗碱为水溶性生物碱，因此，在切制过程中黄连不宜加水，这种切制方法是合理的。

③药物的炮制

缪希雍的“炮炙大法”，是从实践中总结出来的一套可行的炮制经验，对植物药、动物药和矿物药的炮制均有详细记载，有相当一部分至今仍在沿用。缪希雍提倡药物炮制要适度，如大蓟“止血烧炭存性”；芦火竹火项下“火候失度，则药亦无功”。并采用了多种辅料进行炮制，如酒、醋、蜜、盐、油及各种药汁等，以增加功效或减少毒副反应。

同种药物采用不同的辅料炮制，会产生不同的疗效。对此，缪希雍在“炮炙大法”中亦有精辟论述。如黄芩“入肺经，用枯芩去腐，酒浸切炒；入大肠或安胎等，俱用子芩，酒浸切炒”；黄连“赤痢，用湿槐花拌炒……治肝胆之实火，则以猪胆汁浸炒；治肝胆之虚火，则以醋浸炒；治上焦火，用酒炒，治中焦火，则以姜汁炒；治下焦火，用盐水或朴硝炒；治气分湿热之火，则以茱萸汤浸炒；治血分块中伏火，则以干漆水炒。诸法不独为导引，盖辛热能制其苦寒，咸寒能制其燥性，在用者详酌之”。又如，黄芪“补气药中蜜炙用，疮疡药中盐水炒用”。

（3）有毒药物的炮制

缪希雍对一些有毒药物的炮制也有一定的认识。如朱砂是一种含汞化合物，据实验研究，尽管用各种不同炮制方法，朱砂中对人体有毒的游离汞和可溶性盐的含量仍是较高的。缪希雍在“炮炙大法”中曰：“用丹砂入药，只宜生用，慎勿升炼，一经火炼，饵之杀人。研须万遍，要若轻尘，以磁石吸去铁气。”指出丹砂入药须生用，忌火，加工方法宜精细，其对朱砂的入药方法，综合了前人对汞矿类药物的认识，对其毒性有了更进一步的认识。

（4）药物炒炭存性

缪希雍还注意到“炒炭存性”的问题。药物煅烧成炭，一般都具止血作用，但若炒失其度，则会大大降低其止血效果。如记载大蓟“止血烧炭存性”；血余炭“用小砂罐盐泥，炼极熟，将发入罐中，封固，阴干，以炭火围之，候黑烟将尽，即起。若青烟出，发枯不可用矣。非细心人不可任，盖火候不可过也”。据炮制研究，头发含胱氨酸，是角蛋白的一种，此外还含有脂类，煅后能加速血凝作用，其止血作用可能与其中含有钙铁离子有关。若无此成分，则凝血时间延长。

缪希雍在“用药凡例”中，还强调指出“凡草药烧炭为末，如荷叶、柏、茅根、蓟根、十灰散之类，必烧焦枯用器盖覆，以存性，若如烧燃柴薪，煅成死灰，性也不存，而罔效矣”。对“炭药存性”做出了精辟的论述。

4. 详述药剂加工方法

缪希雍在“用药凡例”中，详细讲述了各种药剂的加工细则，并指出“药剂丸散汤膏，各有所宜，不得违制”。

（1）正确选择剂型

缪希雍引用《神农本草经》所论：“药有宜丸宜散者，宜水煎者，宜酒渍者，宜煎膏者，亦有一物兼宜者，亦有不可入汤酒者，并随药性，不可过越。”缪希雍解释曰：“汤者，荡也，煎成清汁是也，去大病用之；散者，散也，研成细末是也，去急病用之；膏者，熬成稠膏也；液者，捣鲜药而绞自然真汁是也；丸者，缓也，作为圆粒也，不能速去病，舒缓而治之也。”此外，缪希雍还记述了修丸药、炼蜜、合膏等方法，十分实用。

(2) 正确的煎药则例

缪希雍特别重视如何煎好药来提高药物疗效。

①正确掌握火候与时间

缪希雍认为，应正确掌握煎药的火候、时间及下药的先后次序。其曰："凡煎汤剂，必先以主治之为君药，先煮数沸，然后下余药，文火缓慢熬之得所，勿揭盖，连罐取起，坐凉水中，候温热服之，庶气味不泄，若据乘热揭封倾出，则气泄而性不全矣……煎时不宜烈火，其汤腾沸，耗蚀而速涸，药性未尽出，而气味不纯。人家多有此病，而反责药不效，咎将归谁？"

"文火"即"小火"。温度缓和，水分蒸发慢，可防止药液外溢，减少挥发成分的损耗及高温对药物有效成分的破坏。如果是挥发性成分较多的方剂，煎后将罐放入凉水中，冷却，使随水蒸气挥发的成分可冷凝回入药液中。

芳香药物在中医临床应用上，是"取其气而不取其味"，常以气香浓郁为佳。缪希雍非常注重芳香挥发性成分药物的煎煮，采用"后下"法，以减少挥发油的耗损及有效成分的分解。如其"用药凡例"中规定："凡用砂仁、豆蔻、丁香之类，皆须打碎，迟后入药，数沸即起，不尔久久煎之，其香气消散也，是以效少。"

②胶类药的煎煮

对于一些胶类或含胶汁较多、黏性大的药物，如阿胶、饴糖、芒硝等，皆须待汤熟，起去渣，只内净汁中煮二三沸，溶化尽，乃倾盏服。熟，即指药物煎透之意。如果此类药物一同入煎会影响胶体渗透压，粘住其他药物，不利于溶出，或者粘住锅底煎焦糊，影响汤剂质量。有的药物体积小，总表面积大，过细的粉末在浸出时虽能提高其浸出效果，但吸附作用亦强，使扩散速度受到影响，且入汤剂煎煮时浮于水面，不能与水充分接触，加热后容易起沫外溢。如六一散、黛蛤散等“诸石药，皆细捣之，以新绢裹之内中”，用绢包“包煎”服之。

③种子果实类破碎入煎

由于种子果实类药物外壳薄壁质地坚硬或体小而软，不便于切制饮片，若整粒入煎，溶媒又易被阻隔，有效成分不易溶出。缪希雍在“用药凡例”中要求“凡汤中用完物，如干枣、莲子、乌梅、决明子、青葙、蔓荆、萝卜、芥、苏、韭菜子皆劈破入煎，方得味出”。并做了生动的比喻：“若不碎，如米之在谷，虽煮之终日，米岂能出哉。”现代研究表明，打碎成颗粒入煎符合药物的扩散定律，适当的粉碎度，药材破碎，一部分细胞可能破裂，其所含成分可直接被浸出，大部分细胞碎后仍保持完整，当接触溶煤时，被湿润而渗透进细胞内，溶解大量可溶性物质时，能保持良好的浓度，扩散速度愈快，浸出效果愈好。

④适量加水，取汁适中

中药汤剂的加水量，常与方剂的性质、药物的多少及吸水量、煎煮时间等均有关，会直接影响汤剂质量。缪希雍在“用药凡例”中亦明确规定加水及煎取量：“凡煎汤药，初欲微火令水沸，其水数依方多少，大略药二十两，用水一斗，煮四升，以此为准。然利汤欲生，少水而多取汁，补汤欲熟，多水而少取汁。”

难溶于水的贵重药，不入煎而作冲服用。如：“凡汤中用犀角、羚羊角，一概末如粉，临服内汤中后入药。一法生磨汁入药亦通。”

缪希雍非常重视药物的炮制，讲究中药汤剂的煎煮法。他总结了前人经验和自己的实践体会，对中药炮制、制剂、贮藏等方面做了较为全面的记载和论述。缪希雍所述的有关药物炮制工序和煎煮方法，以及他所记载的许多宝贵实践经验，对后世中药炮制学的发展，仍具有一定的实用价值。

5. 用药时地变化论

缪希雍认为，对于同一疾病的治疗，若处于不同的地域、时节，则其治疗方法也不尽相同，选用药物亦应有异。因药物作用的发挥，离不开固定的时空、地域，且又必须符合辨证论治规律，用药时只有因时而异、因地而异、因证而异，才能更好地发挥药物的治疗作用。

（1）因时而异

缪希雍在《神农本草经疏·卷一·脏气法时并四气所伤药随所感论》中，根据“天人相应”之理论曰：“夫四时之气，行乎天地之间，人处气交之中，亦必因之而感者，其常也。”认为人处天地气交之中，时节不同，疾病特点也随之不同。而四季的时节特点，为“春气生而升，夏气长而散，长夏之气化而软，秋气收而敛，冬气藏而沉”，而“人身之气，自然相通”，所以治疗用药时就应“生者顺之，长者敷之，化者坚之，收者肃之，藏者固之”，此为用药之顺乎天时的原则，并提出了具体的因时制用的用药方法：春温夏热，元气外泄，阴精易不足，用药宜养阴；秋凉冬寒，阳气潜藏，不可轻易用开通之法，药宜养阳。

（2）因地而异

缪希雍还认为，即使为同一疾病，若患者所处地域不同，则病机也可能不同，用药亦应不同，治疗时就必须详审，而不能拘泥于“因时而异”的固定模式。并在《神农本草经疏·卷一·论似中风与真中风治法迥别误则杀人》中以“中风”为例进行了分析，认为中风，有“类中风”“真中风”之不同，真中风又有“中脏”“中腑”“中经络”的差异，如果不能因地制宜，有可能差之毫厘，谬以千里。如“真中风”多为“西北土地高寒，风气刚烈，真气空虚之人，猝为所中，中脏者死，中腑者成废人，中经络者可调治而瘳”。缪希雍同时提出了具体治疗原则与方法：对于感受外来风邪之真中风，治疗时应先以解散风邪为急，次则补养气血，所用方药如小续命汤，或以桂枝、麻黄、生附子、熟附子、羌活、独活、防风、白芷、南星、甘草之属为主。再如，“类中风”患者多处江南、两浙、七闽、百粤、两川、滇南等地，荆、扬、梁三州之域，地域条件与西北地区不同，人的禀赋也随之有异。“其地绝无刚猛之风，而多湿热之气，质多柔脆，往往多热多痰。真阴既亏，内热弥甚，煎熬津液，凝结为痰，壅塞气道，不得通利，热极生风，亦致卒然僵仆类中风证”。类中风患者的临床表现为或不省人事，或语言謇涩，或口眼㖞斜，或半身不遂，中风将发之前，外必先显内热之候，如口干舌苦，或大便秘涩，小便短赤等。即为内虚暗风，属阴阳两虚，而以阴虚者为多，与外来风邪所导致的真中风有很大不同。所以治疗时应清热、顺气、开痰以救其标；次当治本，阴虚则益血，阳虚则补气，气血两虚则气血兼补。而此时如果不考虑“因地而异”而误用治真中风药，如辛热风燥之剂，则易导致轻证变为重，重证则必死，而不可不察。缪希雍在本篇，还列举了相应的药物，如“初清热，则天门冬、麦门冬、甘菊花、白芍药、白茯苓、瓜蒌根、童便；顺气则紫苏子、枇杷叶、橘红、郁金；开痰则贝母、白芥子、竹沥、荆芥、瓜蒌仁、霞天青。次治本，益阴则天门冬、甘菊花、怀生地、当归身、白芍药、枸杞子、麦门冬、五味子、牛膝、人乳、白胶、黄柏、白蒺藜之属；补阳则人参、黄芪、鹿茸、大枣、巴戟天之属”。

（3）因证而异

缪希雍认为，病有其时其地不同，治疗必须因乎时、因乎地，但药物治疗也不能仅拘泥于因时因地制宜，更要因乎其证，需合乎病证变化等因素，不可偏执一见，不懂变通，否则无法发挥药物的最佳治疗效果。他在《神农本草经疏·卷一·脏气法时并四气所伤药随所感论》中，例举了须舍时从证的情况。其曰：“假令阴虚之人，虽当隆冬，阴精亏竭，水既不足，不能制火，则阳无所依，外泄为热，或反汗出，药宜益阴，地黄、五味、鳖甲、枸杞之属是已。”认为此时如果因从时令，而误用辛温，会导致误治而立毙。再如，他在此篇所例举“假令阳虚之人，虽当盛夏，阳气不足，不能外卫其表，表虚不任风寒，洒淅战栗，思得热食，及御重裘，是虽天令之热，亦不足以敌其真阳之虚，病属虚寒，药宜温补，参、芪、桂、附之属是已”，如果此时因从时令，而误用苦寒，也会导致误治而立毙。

（4）权衡取舍“时”与“证”

缪希雍总结指出，疾病治疗不可不顾时气，然而亦不能拘泥时节不懂变通，对于“时”与“证”，应权衡轻重而有所取舍，认为正确的药物运用原则是：有是证则用是药，如此才能发挥药物的治疗作用。正如他在《神农本草经疏·卷一·脏气法时并四气所伤药随所感论》中所说：“以上皆四时六气所伤致病，并证重舍时，时重舍证，用药主治之大法，万世遵守之常经，圣哲复起，不可改已。邪之所中，各有其地，在表治表，在里治里，表里之间，则从和解。病有是证，证有是药，各有司存，不相越也。此古人之定法，今人之轨则也。”

缪希雍

临证经验

缪希雍的临证经验，主要体现在其医案中。纵观缪希雍医案，主要分为两类：第一类，先记录理论，围绕该篇病证分析其产生的病因病机及治则治法，后附有证治内容、随证加减或医案；第二类，无理论阐述，直接记载证治内容、随证加减或医案，有时在医案中有理论探讨，如疟疾、脾胃病等。根据这两类内容，分析缪希雍的临证经验。其中对方药的分析，参照《神农本草经疏》中的记载，即以“缪希雍药解缪希雍方”，以更加贴切地还原其临证特色。

研究古代医家学术思想，需要植根于其生活环境并梳理其学术的源流。缪希雍为海虞即今江苏常熟人，故受南方湿热气候的影响，患者体质多湿多热。湿易阻滞气机，热易伤津液，故缪希雍多从真阴不足、湿热内阻辨证，用药以清热养阴之品为主，注重顾护阴津，而弃用苦燥之品。

一、“因地制宜”治中风

中风，是由于气血逆乱，产生风、火、痰、瘀，导致脑脉痹阻或血溢脑脉之外所致。临床以突然昏仆、半身不遂、口舌㖞斜、言语謇涩或不语、偏身麻木为主症。因有中经络、中脏腑之分，临床表现为不同证候。“中风”在《黄帝内经》名大厥、薄厥、仆击、偏枯、痱风等。对中风病因病机的探究，唐宋以前多以“内虚邪中”立论，唐宋之后，许多医家以“内风”立论，其中刘完素主张“心火暴甚”；李杲认为“正气自虚”；朱丹溪主张“湿热生痰”；张景岳倡导“非风”之说，提出“内伤积损”的论点。缪希雍正是在这些医家的基础上，根据临证经验，认为中风有真假之别，北方中风为真中风，因真气空虚，真中外来风邪；而南方中风为类中风，因正虚，痰热互结而成，治疗因证而异。

（一）证治规律

缪希雍对前人的中风学说颇有研究并有所继承，但他又有所创见，其理论亦颇受后人认可。兹就缪希雍所论，扼要阐述如下。

1. 病因病机

缪希雍对中风病因病机的认识，以金元诸家为宗。他接受了前人中风有真假内外之论，并在刘完素将息失宜、水不制火说，及朱丹溪湿热、中痰中气，“阳常有余，阴常不足”等学说的基础上，提出了“内虚暗风”之说。认为西北土地高寒，风气刚猛，多病真中；大江南北多湿热之气，人体较为柔脆，多热多痰，病多类中。类中风非外来之风，故曰内风。内风以阴虚为本，即所谓“内虚暗风”。其曰：“内虚暗风，确系阴阳两虚，而阴虚者为多，与外来风邪迥别。”指出“真阴既亏，内热弥甚，煎熬津液凝结为痰，壅塞气道，不得通利，热极生风”。可见，内虚即阴虚，暗风即内风。这是对中风病机认识的又一发展。

2. 治疗特点

缪希雍“内虚暗风”说的认识，对其中风的治疗用药产生了很大的影响。

（1）甘润清灵，平息内风

缪希雍治疗内风，提出法当清热、顺气、开痰以救其标，养阴补阳以治其本的原则：阴虚益血，阳虚益气，气血两虚则气血兼补，久以持之。又曰：“治痰先清火，清火先养阴，最忌燥剂，尤不可误用治真中风之风燥药，否则祸福反掌。”用药方面，缪希雍主张：清热不用苦寒之品而多用天冬、麦冬、甘菊、白芍、天花粉、童便；顺气多用苏子、枇杷叶、橘红、郁金、白蒺藜；开痰多用贝母、白芥子、竹沥、荆沥、瓜蒌仁；益阴多用首乌、石斛、菟丝子、天冬、甘菊、生地黄、白芍、枸杞子、薯蓣、梨汁、霞天膏、麦冬、五味子、牛膝、人乳、阿胶；补阳多用人参、黄芪、巴戟天、鹿茸、大枣。综观上述用药，多甘润清灵或酸甘柔润，益阴清火，平息内风。补阳也避附桂辛热，其云：“忌汗、吐、下，大忌破气，温热，苦寒，及一切治风湿辛燥发散……行血诸药，慎勿犯之。”如麝香、苏合香、檀香、龙脑香、安息香等辛散之品，应慎用。缪希雍的治法，已脱出唐人温散外风及明人温补培元的窠臼。清·姜天叙在《风痨臌膈四大证治》中曾说：“缪仲淳取用白蒺藜、菊花、首乌等一派甘寒之品，虽无近效，而阴虚内热之人，诚可恃也，不可因平淡而忽之。”

（2）善用单方，多法并用

缪希雍在《本草单方·卷一》中，记载了近四十个治疗中风的单方、验方，简便有效，包括多种手法的运用。如暗风卒倒，不省人事。可以细辛研末吹入鼻中；若中风痰厥，僵仆，牙关紧闭者，可取白梅肉揩擦牙龈，涎出即开；中风口歪，可以苇茼长五寸，一头刺入耳内，四面以面团密封使不透风，一头以艾灸之七壮，患右灸左，患左灸右。

（3）汤丸配合，适时服用

缪希雍治疗中风除用汤剂外，还配合丸剂共服。汤剂吸收较快，作用也强，但药力不够均匀；丸剂虽然作用缓慢，但药力持久，使用方便。两者互有利弊，若汤丸配合，可大大提高疗效。如在治疗“丁元荐中风”一案中，既用天冬、鲜沙参、白芍、甘菊、连翘、竹沥、瓜蒌根等药煎汤汁服以养阴清火，又用黑芝麻、桑叶、生地黄等药如法制丸同服，以和血滋阴。汤丸配合得当，互补不足，增加了疗效。在服药方法上，缪希雍主张“饥时服”“空心饥时各一服”，意在增加人体对药物的吸收，取得最佳疗效。

（4）重视炮制，提高药效

缪希雍治疗中风时，亦十分重视药物的加工炮制，并具有较完善的炮制工艺，如药物的净选，所用麦冬强调去心，枸杞子要去枯者及蒂等。所用药物在去除杂质和非药用部分之后，更有利于保证疗效，减少毒副反应。缪希雍还对治疗中风所用药物，采用多种辅料进行炮制，如蜜、酒、人乳等。如五味子，去枯者，打碎，蜜蒸烘干；牛膝，去芦，酒蒸；何首乌，九蒸九晒，人乳拌至一倍、两倍等。药物通过炮制，往往发生药性的改变；引药归经，在治疗中风时可提高药效或产生新的疗效。

（二）医案选析

案例 1

乙卯春正月三日，予忽患口角㖞斜，右目及右耳根俱痛，右颊浮肿。仲淳曰：此内热生风及痰也。治痰先清火，清火先养阴。最忌燥剂。真苏子三钱，广橘红三钱，瓜蒌根三钱，贝母四钱，天门冬三钱，麦门冬五钱，白芍药四钱，甘草七分，鲜沙参三钱，明天麻一钱，甘菊花三钱，连翘二钱。河水二钟半，煎一钟，加竹沥、童便各一杯，霞天膏四五钱。饥时服，日二剂。(《先醒斋医学广笔记·卷一·中风》)

按语：此例中风发于春季，患者出现口角㖞斜，右目及右耳根俱痛，右颊浮肿。缪希雍认为，此由于内热动风，又因热邪炽盛，炼液成痰，痰热胶结，不通则痛。《素问·阴阳应象大论》言“热胜则肿”。此例病案应属南方之似中风，患者居住湿热之地，真阴不足，内外合邪，痰热互结。缪希雍虽言清火养阴治痰，但在用药中同时兼顾了顺气、养阴、清热和化痰：顺气用真苏子、广橘红，清热益阴用天门冬、麦门冬、白芍药、瓜蒌根、连翘、甘菊花、沙参和童便，开痰用贝母和竹沥。其中，甘草一味，当代《中药学》将其纳入补气药，但在《神农本草经疏》中记载：“久服轻身延年者，为其益血安和五脏也。”因此可推测缪希雍取其益阴之效。霞天膏，《神农本草经疏》中记载：“味甘，温，无毒。主中风偏废，口眼㖞斜，痰涎壅塞，五脏六腑留痰宿饮癖块，手足皮肤中痰核。”推测取其开痰之用。缪希雍清热，弃用苦寒干燥之品，恐其清热之余更伤津液，代用甘寒滋润之品，在清热之余以养阴津。

此例医案，既属真阴不足，痰热互结之证，治疗理应慎用祛风干燥之品，在此例病案中也记载“最忌燥剂”，防止更伤阴津。但用天麻一味，《神农本草经疏》中记载天麻为干燥风药，且记载：“及南方似中风，皆禁用之。”南方中风非真中风，多有阴虚不足，推测缪希雍在众多滋阴养液之品中，少佐一味干燥之品。

观其全方，顺气：真苏子辛温、橘红辛温；开痰：瓜蒌根苦寒、贝母辛苦平；清热益阴：天门冬甘苦平、麦门冬甘微寒、白芍药苦酸平、甘草甘平、鲜沙参苦微寒、甘菊花甘苦平、连翘苦平。药性以寒平为主，加辛温之真苏子，用其降气，虽为辛温之品，但为方中大量寒凉药物所制，缪希雍言降气而不降火，气降而火自平。针对病因病机，药味以甘寒之品清热养阴，稍用苦寒之品清热燥湿；以辛味药物相佐，因湿多阻滞气机，盖取其辛开苦降之意，以调气机。

案例 2

王宇泰治臧位宇气虚痰多，脾胃有湿，晚年半身不遂，神效。人参一斤，半夏曲二斤（姜汁、竹沥制），白术半斤，牛膝一斤，天门冬一斤，怀生地一斤。用长流水煎成膏，再入鹿角胶一斤，虎骨胶一斤，霞天胶一斤，河间府青梨一斤，炼蜜二斤。各制膏和匀，重汤煮一日夜，出火气。每空心临卧取半酒杯，以竹沥、梨汁各二杯，人乳、桑沥各一杯，和匀，重汤炖热，调服。(《先醒斋医学广笔记·卷一·中风》)

按语：本例病案患者，因年老脾胃气虚，失于运化，聚湿生痰，因此治疗应补气健脾，化湿祛痰。观其方药，兼顾了清热补阴和补气（补阳），并稍用开痰之半夏，推测仍辨证为年老真阴不足，又兼脾胃气虚，痰热互结。补阳（补气）用人参、白术之属，开痰用温燥之半夏和霞天胶，用姜汁和竹沥制半夏，以增化痰之效，推测急则治其标；清热养阴用怀生地、天门冬和牛膝。方中重视补阴，用药有所偏重，既从本论治，也为制约半夏之温燥。

以上两例医案，虽症状不同，但治疗比较相似，应均属南方似中风，用药也以顺气、开痰、清热、益阴和补阳之品为主。但案例1热象明显，案例2气虚明显，故治疗各有侧重。

（三）述评

中风为《先醒斋医学广笔记》的首篇，医家之著作，凡作开篇者，多为作者认为最重要，或治疗中体会最深刻者，其中亦多有立论之处，此中风篇也不例外。因缪希雍身居南方，在临证中发现，当地中风症状、辨证和治疗均与北方真中风不同，因此首先强调“变通”，融入了“因地制宜”的治疗思想，缪希雍认为南方为类中风，由湿热气候所致，并针对当时部分医家论治中风却不分真中类中、治疗不分南北、用药不论病因的现状提出质疑，针对南北之地气候不同，其病因病机也不同，树立治疗中风应首先辨别真中风、类中风的观点，而后随证治之。

辨别中风之真中、类中之后，缪希雍又分析了真中风和类中风的病因病机，提出北方之中风的特点为“西北土地高寒，风气刚猛，真气空虚之人，猝为所中”，认为西北之地因气候寒冷，风邪独盛，而真气空虚之人，易外中风邪，发为真中风，并将中风分为中脏、中腑和中经络。还提出中风之预后：“中脏者死，中腑者成废人，中经络者可调理而瘳。”然因南方气候与北方不同，病因病机也迥然而异，书中详细阐述了类中风的病因病机及症状：“其地绝无刚猛之风，而多湿热之气。质多柔脆，往往多热多痰。真阴既亏，内热弥甚，煎熬津液，凝结为痰，壅塞气道，不得通利，热极生风，亦致猝然僵仆类中风证。或不省人事，或言语謇涩，或口眼㖞斜，或半身不遂。其将发也，外必先显内热之候，或口干舌苦，或大便闭涩，小便短赤，此其验也。”南方多湿热之气，因此人亦多热多痰之体质，热可灼津，人多真阴不足；热可炼液为痰；热可生风，因此发为类中风。缪希雍还引用了刘完素和朱丹溪的论述来支持自己的观点：“刘河间所谓此证全是将息失宜，水不制火。丹溪所谓湿热相火，中痰中气是也。”并认为：“此即内虚暗风，确系阴阳两虚，而阴虚者为多，与外来风邪迥别。”提出南方中风并非感受风邪而发，而为类中风，其病因病机均不同，注意与真中风区别。

因真中风和类中风病因病机不同，缪希雍在治疗中运用的治则治法也不相同。北方之真中风多因真气空虚为本，真中外来风邪，因此治疗当急则治其标——解散风邪，缓则从本论治——补养气血，其方药以小续命汤，桂枝、麻黄、生附子、熟附子、羌活、独活、防风、白芷、南星、甘草之属为本。而针对南方之类中风的治疗，缪希雍认为，“法当清热顺气，开痰以救其标；次当治本，阴虚则益血，阳虚则补气，气血两虚则气血兼补，久以持之。设若误用治真中风药，如前种种风燥之剂，则轻变为重，重则必死。祸福反掌，不可不察也”。在治疗上强调首先用清热、顺气和开痰之品以治其标，用阴阳同补之法以治其本，不可用祛风之温燥药物。并在文中总结治疗常用药物：“初清热则天门冬、麦门冬、甘菊花、白芍药、白茯苓、瓜蒌根、童便；顺气则紫苏子、枇杷叶、橘红、郁金；开痰则贝母、白芥子、竹沥、荆沥、瓜蒌仁。次治本，益阴则天门冬、甘菊花、怀生地、当归身、白芍药、枸杞子、麦门冬、五味子、牛膝、人乳、白胶、黄柏、白蒺藜之属；补阳则人参、黄芪、鹿茸、大枣。”

正是由于缪希雍居住并行医于江南一带，所以更加了解南方中风的特点和辨证治疗思路，对南方中风的治疗掌握得较为全面，论述也较为深入。说明其治疗中风的思路，并不仅是理论层次的总结，而是通过大量医学实践研究所得，书中所载医案，基本为南方之类中风。无论是缪希雍对中风的理论分析，以及后文中记载的医案，均能体现缪希雍在临证治疗中的“变通”思想。

在缪希雍的中风论中，这种“因地制宜”的治疗思想，以及对中风辨证施治的分析，给后世医家提供了可资参考的思路。缪希雍对中风的这种论断，与张景岳之“非风论”有所不同：张景岳虽言中风猝倒多由昏愦，本皆内伤积损颓败而然，原非外感风寒所致，但其治法只以培补元气为主；而缪希雍所言类中风是采取刘完素、朱丹溪之说，故以清热开痰益阴为首务，因此与张景岳所论有所不同。缪希雍能从前贤之理论中加以选择与借鉴的学习和研究方法，对后世医家有较大的启发作用。如叶天士治中风，有“内风暗袭”“虚风自动”之论，用药有“滋液息风，濡养营络”之法。

二、“尊古创新”论治伤寒

伤寒有广义和狭义之分。《素问·热论》曰：“今夫热病者，皆伤寒之类也。”认为伤寒为一切外感热病的总称，提出广义伤寒。《难经》则明确指出了伤寒的范畴：“伤寒有五，有中风，有伤寒，有湿温，有热病，有温病。”此“伤寒”有广义、狭义之别。《伤寒论》中的“伤寒”，也是既从广义伤寒而言，又论述狭义之伤寒。缪希雍所论伤寒，既包括狭义之伤寒，又包括春温病和夏热病，应属广义之伤寒。

（一）证治规律

缪希雍在《先醒斋医学广笔记》中，依次对伤寒三阳证的治疗进行了论述，虽师承张仲景，又提出治疗应“因时因地制宜”，大胆“变通”，对伤寒的证治进行了完善和补充，深谙尊古而创新之道。缪希雍以证为纲，翔实地论述了各经辨证加减治疗。

1. 太阳证

（1）治疗总纲

缪希雍首先提出太阳证的总纲，包括三点内容：第一，主要症状："其证发热，恶寒，恶风，头痛，项强，腰脊强，遍身骨痛。"从症状上可看出，证属外感风寒，兼有湿邪；第二，判断是否传经的辨证要点："脉虽浮洪而不数，多不传经。烦躁，脉数急者，是欲传经。"第三，提出治则方药："宜先发汗以解表邪。其药以羌活汤为主：羌活三钱，前胡二钱，甘草八分，葛根二钱，生姜三片，枣二枚，杏仁九粒，去皮尖，研烂。水煎服。"缪希雍对太阳证的治疗，并未按照张仲景麻黄汤和桂枝汤为主的思路，而是代以羌活汤，在疏散风寒的基础上强调祛湿。在《神农本草经疏》中，羌活附于独活之后。言"羌活气雄，独活气细。故雄者治足太阳风湿相搏，头痛肢节痛，一身尽痛者，非此不能除，乃却乱反正之主君药也"。故其用羌活，既可散太阳经表邪，又可除风湿之邪。

（2）随证加减

①寒邪偏盛证

秋冬感邪，发为太阳病。寒邪偏盛，治疗则以疏散寒邪为要。若秋深冬月，应用此方，亦可量加紫苏、葱白。紫苏、葱白共奏辛温散寒之效。若冬月天气严寒，感邪即病，服此药不得汗，本方加麻黄一钱，生姜四片（共前七片），得汗，勿再服。外感寒邪，正邪交争于肌表，发为风寒表实证，加用辛温之麻黄、生姜以散寒解表。如冬月即病太阳证，恶寒，畏风，头疼，遍身骨疼，自汗，不渴，宜用桂枝八分，芍药二钱，甘草一钱，大枣二枚，生姜一片。外感寒邪，表虚不固，发为风寒表虚证，故用桂枝汤发汗解肌，调和营卫。

②太阳阳明证

缪希雍提出，由太阳转入阳明的征兆，为"如病人自觉烦躁，喜就清凉，不喜就热，兼口渴，是即欲传入阳明也”。总结太阳阳明主要辨证要点和治疗方药：“若外证头疼，遍身骨疼不解，或带口渴，鼻干，目疼，不得卧，即系太阳阳明证。羌活汤中加石膏、知母、麦冬，大剂与之，得汗即解。”处于太阳和阳明之间，缪希雍在太阳证羌活汤中，加入了阳明证用药石膏、知母、麦冬等。用石膏清阳明热邪，用麦冬、知母甘寒之品顾护津液。

如自汗、烦躁、头疼、遍身骨疼不解者，方用羌活一钱，桂枝七分，石膏一两二钱，麦冬六钱，知母三钱，竹叶一百二十片，白芍药二钱，甘草八分。

③热结膀胱证

太阳病不解，热结膀胱，其人如狂，血自下，下者愈。其外证不解者，不可下，当先解表；表证罢，少腹急结者，乃可下之，桃仁承气汤。无蓄血证，大承气汤。

2. 阳明证

三阳证中，阳明证篇幅较多，论述较深入。缪希雍将阳明病作为重点阐发内容，应是来源于其临证经验。张仲景将阳明证分为正阳阳明、少阳阳明和太阳阳明证，缪希雍亦基本按照这个思路。

（1）治疗总纲

缪希雍在阳明证中提出了三点：第一，阳明证的根本病机：“胃家实是也。”这秉承了张仲景的观点；第二，阳明证的辨证要点和治则方药：“其证不大便，自汗，潮热，口渴，咽干，鼻干，呕或干呕，目眴眴不得眠，畏人声，畏木声，畏火，不恶寒，反恶热，或先恶寒，不久旋发热，甚则谵语狂乱，循衣摸床，脉洪大而长。宜急解其表，用竹叶石膏汤大剂与之。不呕，无汗，与葛根汤，亦须大剂。”第三，阳明证向愈的征象：“若表证已罢，脉缓，小便利，是病解矣。”

缪希雍将白虎汤应用于阳明兼有表证，又将白虎汤化裁为竹叶石膏汤。

其曰："阳明之药，表剂有二：一为葛根汤，一为白虎汤。不呕吐而解表，用葛根汤；今吐甚，是阳明之气逆升也，葛根升散，故用之不宜。白虎汤加麦门冬、竹叶，名竹叶石膏汤。"这是缪希雍在后载医案中的一段话。缪希雍将葛根汤和白虎汤作为阳明兼表证的用药，将呕与不呕作为两方的使用区别要点，但两方均可体现缪希雍在治疗阳明证时顾护津液之意。

在阳明证的治疗中，缪希雍在《伤寒论》基础上增加了新方。

（2）随证加减

①正阳阳明

若表证罢后，邪结于里，大便闭，小便短赤，宜用调胃承气汤或小承气汤下之。下后，按其腹中不作痛而和，病即已解；如作痛，是燥粪未尽，再用前药下之，以腹中和，二便通利为度。

慎下：阳明病不能食，若其人本虚，勿轻议下。

②太阳阳明证

太阳阳明病，协热下利者，宜六一散，以黄连煎汤调服之。太阳阳明并病，六七日表证仍在，其人发狂者，以热在下焦，少腹当硬满，小便自利，下其血乃愈，当用桃仁承气汤。又二阳并病，太阳证罢，潮热，汗出，大便难，谵语者，宜大承气汤。

3. 少阳证

（1）治疗总纲

在少阳证中，缪希雍提出少阳证的辨证要点、治疗要点和方药。其症状主要表现为口苦，咽干，目眩，往来寒热，胸胁痛，胸满或痛，耳聋，脉象弦细。辨证认为，表现为头痛发热者，属少阳证。在治疗和证候转归上，缪希雍秉承张仲景之论，言少阳证不可发汗，发汗则易引发谵语；胃和者当自愈，胃不和者则易表现为烦而悸；若伤寒少阳证三日，脉小者，为病将愈。

缪希雍对少阳证的治疗，亦以小柴胡汤为主方。即：少阳证为太阳病不解而传入少阳者，症状表现为胁下硬满，干呕不能食，往来寒热，未经吐下，脉象沉紧者，应以小柴胡汤治疗。柴胡二钱四分，人参九分，黄芩九分，甘草九分，半夏一钱五分，生姜九分，大枣二枚。水煎服，日三。

（2）随证加减

胸中烦而不呕者，原方去半夏、人参，加瓜蒌实一枚；

若表现为胁下痞硬，原方去大枣，加牡蛎二钱半；

患者若表现为口渴，原方去半夏，加人参、天花粉；

伴有腹痛者，原方去黄芩，加芍药三钱；

若表现为心下悸，并伴随小便不利者，原方去黄芩，加茯苓二钱；

若患者表现为口不渴，且外有微热者，原方去人参，加桂枝一钱，温覆，取微汗愈；但缪希雍提醒：在夏季不可用此加减法；

若患者伴有咳嗽，原方去人参、大枣，加五味子一钱，并少佐以干姜取效。

若出现阳明、少阳二经并病，且症见下利，脉象滑数者，缪氏认为此为患者有宿食，当以承气汤下之。

（3）误治处理

缪希雍认为，若少阳病在经吐下、发汗、温针等法治疗之后，不再表现为柴胡汤证，而出现谵语等症状，即为误治。应针对所应用的吐下、发汗、温针等误治方法的不同，以正确方法对证治之。

4. 三阳合病

（1）治疗总纲

缪希雍对于三阳合病，症见脉大上关上，但欲睡眠，目合则汗者，治疗时主张药用：百合一两，麦门冬五钱，炙甘草一钱，知母二钱，竹叶五十片，瓜蒌根二钱，鳖甲三钱，白芍药二钱。若三阳合病患者，表现为腹满，身重，谵语，遗尿，缪希雍主张用白虎汤加百合治疗。

（2）变证及预后

缪希雍还根据《伤寒论》，论述了三阳合病的变证及其预后。若伤寒六七日，已无大热，患者表现为烦躁，为阳去入阴。另外，伤寒三日，三阳为尽，三阴当受邪，若患者反而表现为能食而不呕，则为三阴不受邪。

缪希雍对于伤寒之论治，重视“清”法，在太阳病主张辛凉解表，在阳明病则主张清热养阴，这对清代有关温病的治疗方法有一定的启迪。

（二）医案选析

案例 1

史鹤亭太史，丁亥春患瘟疫，头痛，身热，口渴，吐白沫，昼夜不休。医师误谓太史初罢官归，妄投解郁行气药，不效；又投以四物汤，益甚。诸医谢去，谓公必死。遣使迎仲淳至，病二十余日矣，家人具以前方告。仲淳曰：误也。瘟疫者，非时不正伤寒之谓，发于春故谓瘟疫。不解表，又不下，使热邪弥留肠胃间，幸元气未尽，故不死。亟索淡豆豉约二合许（炒香），麦门冬两许，知母数钱，石膏两许。一剂，大汗而解。时大便尚未通，太史问故，仲淳曰：昨汗如雨，邪尽矣。第久病津液未回，故大便不通，此肠胃燥，非有邪也。令日食甘蔗二三株，兼多饮麦门冬汤。不三日，去燥粪六十余块而愈。（《先醒斋医学广笔记·卷一·春温夏热病大法》）

按语：从病案记载上可以看出，史鹤亭所患春温，按照缪希雍的主张，应施以辛温，佐以辛寒，但被误治，投以解郁行气药及四物汤。缪希雍认为误治之后，热邪弥留肠胃间，理应用苦寒之品清除热邪，故用淡豆豉、麦门冬、知母、石膏。据《神农本草经疏》记载，淡豆豉原为豉，但缪希雍认为“惟江右淡者治病”，故名淡豆豉，原为苦寒之品，但“得蒸晒之，气必温”，故用其苦温发汗开腠理，可除热郁胸中，并用麦门冬、知母和石膏的寒凉之性相佐，共奏祛除热邪之效。

案例 2

章衡阳铨部患热病，病在阳明，头痛，壮热，渴甚且呕，鼻干燥，不得眠，诊其脉洪大而实。仲淳故问医师，医师曰：阳明证也。曰：然。问所投药，曰：葛根汤。仲淳曰：非也。曰：葛根汤非阳明经药乎？曰：阳明之药，表剂有二：一为葛根汤，一为白虎汤。不呕吐而解表，用葛根汤。今吐甚，是阳明之气逆升也，葛根升散，故用之不宜。白虎汤（硬石膏、知母、甘草）加麦门冬、竹叶，名竹叶石膏汤。石膏辛能解肌，镇坠能下胃家痰热；肌解热散则不呕，而烦躁壮热皆解矣。遂用大剂竹叶石膏汤，疏方与之，且戒其仲君曰：虏荆非六十万人不可，李信二十万则奔还矣。临别去，嘱曰：斯时投药，五鼓瘥；天明投药，朝餐瘥。已而果然。或谓呕甚，不用半夏，何也？仲淳曰：半夏有三禁，渴家、汗家、血家是也。病人渴甚而呕，是阳明热邪炽甚，劫其津液，故渴；邪火上升，故呕。半夏辛苦温而燥，有毒，定非所宜。又疑其不用甘草，何也？曰：呕家忌甘，仲景法也。（《先醒斋医学广笔记·卷一·春温夏热病大法》）

按语：缪希雍认为，葛根汤和白虎汤均为阳明证表剂，呕与不呕正是两方辨别使用之要点。此例有呕的症状，故弃用葛根汤，而用白虎汤加麦门冬、竹叶，即竹叶石膏汤。缪希雍不用半夏，以其虽能止呕，但为温燥之品，有伤津之嫌。缪希雍曾言：“半夏有三禁，渴家、汗家、血家是也。”

案例 3

高存之邻人卖腐者，伤寒发哕，两日夜不省人事。其子乞方，仲淳问曰：汝父当时曾头疼、身热乎？曰：然。曰：曾服汗药乎？曰：未也。曾吐、下乎？曰：未也。仲淳因索伤寒书检之，其方类用干姜、柿蒂、丁香及附子等温热之药，末条仅载白虎汤一方。仲淳思之曰：伤寒头疼、身热、口渴，本属阳明热邪传里，故身凉、发哕，未经汗、吐、下，邪何从而

出？第其人年老多作劳，故于白虎汤中加参三钱。二剂立起。(《先醒斋医学广笔记·卷一·春温夏热病大法》)

按语：伤寒，未发汗，热无去处，直入阳明，表邪未除，又兼发哕，故用白虎汤，而顾其年老体虚，加用人参三钱以扶助正气，益气生津。

案例 4

于润父夫人娠九月，患伤寒阳明证，头疼，壮热，渴甚，舌上黑苔有刺，势甚危。仲淳投竹叶石膏汤。索白药子（医马病者）不得，即以井底泥涂脐上，干则易之。一日夜尽石膏十五两五钱，病瘳。越六日，产一女，母子并无恙。(《先醒斋医学广笔记·卷一·春温夏热病大法》)

按语：阳明证，壮热，气分热盛，又渴甚，提示热炽津亏，缪希雍用竹叶石膏汤以泄热存津，其中大量使用石膏“一日夜尽石膏十五两五钱”，热散病愈。

案例 5

姚平子伤寒，头疼，身热，舌上苔，胸膈饱闷，三四日热不解，奄奄气似不属者。一医以其体素弱，病久虚甚，意欲投参少许。仲淳叱曰：参一片入口死矣。亟以大黄一两，瓜蒌二枚（连子切片），黄连，枳实下之。主人惊疑，不得已减大黄之半。二剂便通，热立解，遂愈。(《先醒斋医学广笔记·卷一·春温夏热病大法》)

按语：热盛，交结于胸膈，故身热、舌上苔，虽有虚象，但实为热邪炽盛。此时应先清除热邪，缪希雍以大黄攻下泄热，以瓜蒌、黄连和枳实配伍，共奏泄热攻积、理气宽胸之效，恐邪气不除，而人参甘温助热，故弃用。

案例 6

张太学璇浦内人，患热入血室，发狂欲杀人，白下。医以伤寒治之，煎药未服。陈锡玄邀仲淳往诊。仲淳云：误矣。覆其药，投一剂而安。先

与童便，继与凉血行血、安心神药，遂定。(《先醒斋医学广笔记·卷一·春温夏热病大法》)

按语：热入血室，发狂，缪希雍首先以童便清热，继而凉血行血，去除血分之热邪，用安心神药而使心定神安。此与张仲景治法不同。

案例 7

翁文学具茨，感冒壮热，舌生黑苔，烦渴，势甚剧。时稽勋诸昆仲环视挥涕，群医束手。仲淳以大剂白虎汤，一剂立苏。或问仲淳，治伤寒有秘法乎？仲淳云：熟读仲景书，即秘法也。白虎汤中曾加人参三钱。(《先醒斋医学广笔记·卷一·春温夏热病大法》)

按语：伤寒热盛，损伤津液，出现壮热、黑苔。缪希雍以白虎汤泄热，以人参益气生津。

案例 8

四明虞吉卿，因三十外出疹，不忌猪肉，兼之好饮，作泄八载矣。忽患伤寒，头痛如裂，满面发赤，舌生黑苔，烦躁口渴，时发谵语，两眼不合者七日，洞泄如注，较前益无度。其尊人虞仰韶年八十二矣，客寓庄敛之处，方得长郎凶问，怀抱甚恶，膝下止此一子，坐待其毙，肠为寸裂。敛之问余曰：此兄不禄，仰韶必继之。即不死，八十二老人，挟重赀而听其扶榇东归，余心安乎？万一有此，惟有亲送至鄞耳！余闻其语，为之恻然。急往，诊其脉洪大而数。为疏竹叶石膏汤方，因其有腹泻之病，石膏止用一两，病初不减。此兄素不谨良，一友疑其虚也，云：宜用肉桂、附子。敛之以其言来告。余曰：诚有是理，但余前者按脉，似非此证，岂不数日脉顿变耶？复往视其脉，仍洪大而数。余曰：此时一投桂、附，即发狂登屋，必不救矣。一照前方，但加石膏至二两。敛之曰：得毋与泄泻有妨乎？余曰：热邪作祟，此客病也，不治立殆。渠泄泻已八年，非暴病也。治病须先太甚，急治其邪，徐并其夙恙除之。急进一剂，夜卧遂安，即省人事；再剂而前恶证顿去；不数剂霍然，但泻未止耳。余为疏脾肾双补丸方，更加黄连、干葛、升麻，以痧痢法治之。不一月，泻竟止。八载沉疴，一旦若失。仰韶耄矣，别余归老，拜谢垂涕，谓父子得以生还，皆余赐也。（《先醒斋医学广笔记·卷一·春温夏热病大法》）

按语：患者曾出疹，未禁忌猪肉和酒，湿热内生，损伤脾肾，作泄八年；又患伤寒，热邪炽盛，损伤阴津，故面赤、黑苔、烦躁口渴；湿热下注，而致洞泄如注。虽有泄泻宿疾，但热邪作祟，急则治其标，缪希雍用竹叶石膏汤泄热存津，热去，遂从本论治，以脾肾双补丸补益脾胃，以黄连、干葛和升麻升阳止泻。

案例 9

应敛之一庄仆，因受寒发热，头痛如裂，两目俱痛，浑身骨内疼痛，下元尤甚，状如刀割，不可堪忍，口渴甚，大便日解一次，胸膈饱胀，不得眠，已待毙矣。敛之以其证来告，为疏一方：干葛三钱，石膏一两半，麦门冬八钱，知母三钱半，羌活二钱半，大瓜蒌半个（连子打碎），枳壳一钱，桔梗一钱，竹叶一百片，河水煎服。四剂而平。此太阳阳明病也。贫人素多作劳，故下体疼痛尤甚。以羌活去太阳之邪；石膏、竹叶、干葛、知母、麦门冬解阳明之热；瓜蒌、枳壳、桔梗，疏利胸膈之留邪；故遂愈。（《先醒斋医学广笔记·卷一·春温夏热病大法》）

按语：伤寒，太阳阳明病，因其“素多作劳，故下体疼痛尤甚”。缪希雍治疗“以羌活去太阳之邪；石膏、竹叶、干葛、知母、麦门冬解阳明之热；瓜蒌、枳壳、桔梗，疏利胸膈之留邪”。

案例 10

常熟吴见，吴在京邸时，有小青衣患伤寒，愈而复，复而愈，愈而再复，不知其几。赵文肃公谓仲淳曰：此非兄不能救，他人亦不肯往。仲淳亟驰诊之：病人面色黄白，六脉微弱，大便不通，胸中不快，亦不思食。曰：此为伤寒百合坏症之余邪且退矣。胸中不快，虚而气壅，非实邪也；不大便者，久病津液枯，气弱不能送也。投以人参五钱，麦门冬两许，炒枳壳八钱。尽剂立解而瘥。(《先醒斋医学广笔记·卷一·春温夏热病大法》)

按语：伤寒百合坏证之余邪，为本虚标实证，以人参、麦冬清热益气养阴，以炒枳壳行气，则标本兼治，尽剂而瘥。

案例 11

庄敛之一仆，因伤寒后劳复，发热头痛，腹内作泻，势甚危急。余为疏方：山栀仁四钱，枳实二钱，豆豉一两，川黄连二钱，干葛三钱，调六一散五钱服。二剂热退、泻止，头痛亦愈。但不思饮食，为去山栀、枳实、黄连，加鳖甲四钱，炙甘草二钱半，麦门冬五钱。不数剂而愈。(《先醒斋医学广笔记·卷一·春温夏热病大法》)

按语：太阳阳明证，协热下利，用诸药共奏清热理气、升阳止泻之效，配六一散调服，则热退泻止。但胃阴受损，故不思饮食，以鳖甲、炙甘草和麦门冬养胃阴。

案例 12

梁溪一男子素虚，春中感冒，头痛，肌痛，发热。羌活二钱，麦门冬三钱，炙甘草一钱，紫苏一钱五分，北细辛七分，前胡一钱五分。次日，头痛止。热未退，口渴。仲淳用芍药、五味子。人曰：风邪未退，遽用酸敛，何也？曰：因人而施尔！一帖即愈。(《先醒斋医学广笔记·卷一·春温夏热病大法》)

按语：春温，首用羌活率诸药清除表邪，药以辛温，佐以辛寒；但温热之邪易伤阴津，故用芍药、五味子滋养阴津。

(三) 述评

缪希雍论伤寒，包括三阳和三阴证、春温和夏热病，应为一切热病的总称，故为广义伤寒。缪希雍重视伤寒，认为“夫伤寒者，大病也”，治疗伤寒，既循仲景之法，又不乏变通，再次提出“因地制宜”，并增加了“因时制宜”的内容，强调既要领悟张仲景之学术精髓，又不能拘泥于此；在治疗中要重视“时、地”因素，同时要注重辨别外感真伪。

1. 伤寒“时、地”议

缪希雍在治疗中，运用变通的思想，强调“时、地”因素，要求在辨证施治中做到“因时、地制宜”。与治疗中风相同，缪希雍治疗伤寒仍然强调“因地制宜”。提出“况南北地殊，厚薄不侔，故其意可师也，其法不可改也。循至今时，千有余年，风气浇矣，人物脆矣。况在荆扬交广梁益之地，与北土全别，故其药则有时而可改”。并提出治疗伤寒应“因时制宜”的想法，认为“时者，圣人所不能违者也，以关乎死生之大病，而药不从时，顾不殆哉”。着重强调了“时”和“地”两种因素在治疗中的重要性。

2. 辨外感真伪

缪希雍认为，外感有真伪之分，治疗首先需辨别。缪希雍将自己的经验进行凝练，简明扼要地总结为三点：第一，提出外感的必有之证——“凡外感必头疼”，而且这种头疼的性质是“不分昼夜”；第二，说明外感有轻重之分，外感多兼烦躁，若不烦躁则为轻症；第三，提出了非外感伤寒伪证的特点。其曰：“不头疼而发热，不发热而头疼，头虽疼而有时暂止，口虽干而舌本不燥，骨虽疼而头不疼，虽渴而不欲引饮，至夜或偶得寐，遇食不好，亦不恶居处，虽若尪怯而神气安静。凡若此者，皆非伤寒也。”将类似外感伤寒的伪证进行了明确的界定，有利于后人借鉴使用。

3. 三阳和三阴证治法总纲

缪希雍治疗三阳证，有对张仲景学术思想的继承，如其所言“熟读仲景书，即秘法也”，但这种继承并非照搬张仲景方药，而是对其治疗思想的领悟，并在此基础上有所变通和补充，进一步完善了三阳和三阴证的论治。

对太阳证，由于地域环境的因素，缪希雍在治法上有所变通。认为太阳证多湿热，因此用羌活汤作为太阳证的主方，以羌活为君药强调祛湿，代替了麻黄汤和桂枝汤。但考虑秋冬季节的寒冷，故随证加减。缪希雍重视阳明证，将其作为阐述的重点，对阳明热证，若兼表证治疗以葛根汤和白虎汤为主，无呕吐用葛根汤，呕吐用白虎汤，并化裁白虎汤为竹叶石膏汤，更加体现出阳明证治疗中顾护津液之意；对阳明实证，仍用承气汤类治疗。对少阳证，仍以小柴胡汤组方；若小便利、大便虽硬，则用蜜导法通之；大下后大便不解，腹满痛则用承气汤下之。

对三阴证的发病，缪希雍认为包括两种途径，第一是由三阳传入三阴，提出辨证施治。其曰："一者病发于三阳，不时解表，以致邪热传入于里。虽云阴分，病属于热，粪结宜下，腹满不可按宜下，有燥粪协热下利宜下。腹痛下利，宜芍药、黄芩、炙甘草以和之。如便脓血，即加滑石、黄连，佐以升麻、干葛；如邪虽入里，粪犹未结，宜清其热。渴者用白虎汤、竹叶石膏汤；不渴或心下痞者，宜黄连、黄芩、芍药、枳壳、麦冬、瓜蒌辈以清之。或邪未结于下焦，少腹不坚痛，而误用芒硝以伐真阴，洞泄不已，元气将脱，宜用人参、白术、炙甘草、大枣、干姜、芍药，大剂与之；不止，佐以升提，升麻、葛根、柴胡之类。"第二是"寒邪直中阴经"，指出此类患者"从无阳邪表证，从不头疼、发热"。患此类证的原因，是"必元气素虚之人，或在极北高寒之地，始有是证。法宜温补以接其阳，附子、人参、干姜、官桂，大剂与之。阳回寒退，即以平补之剂调之。勿过用桂、附，以防其毒。三阴各经见证，悉从仲景《伤寒论》法治之。如少阴咽痛，咽中生疮，声不出，用苦酒汤，到咽即效。故知古人立法，非今人可及也"。

4. 春温夏热病大法

缪希雍在《先醒斋医学广笔记·卷一·春温夏热病大法》中，首先引用《素问》之言，说明春温病的病因为“冬伤于寒，至春变为温病”，后论述春温的辨证要点和随证加减法：“大都头疼、发热，或渴或不渴。三阳证俱。然亦间有先微寒，后即发热者，大抵发热其常也。药用辛温，佐以辛寒，以解表邪。太阳宜羌活汤；阳明宜白虎汤；无汗不呕者，间用葛根汤。少阳往来寒热等证，不可汗、吐、下，宜和解，小柴胡汤。渴者去半夏，加瓜蒌根；耳聋热盛，去人参，加麦冬、知母、瓜蒌根；渴亦加之。”因春温病的病因是“冬伤于寒”，因此需用辛温之品；但因病性属温热，因而佐以辛寒。而后探讨了夏热病的来源，认为夏热病与春温病基本相同，只是程度上的区别，但用药却已改为主用寒药，并随证加减。指出“其表证大约与春温同，但热比于温则邪气更烈耳。解表用白虎汤、竹叶石膏汤。有太阳证则加羌活；有少阳证则加柴胡、黄芩。如发斑，白虎汤、竹叶石膏汤加玄参、栀子、桔梗、鼠粘、连翘、大青、小青、青黛，大剂与之。二证若大便秘，宜按之。其邪已结于内，便硬，宜察。邪结中焦，小承气汤、调胃承气下之。邪结下焦，少腹坚痛，始用大承气汤下之”。

在伤寒、温疫和三阳证中，缪希雍认为往往多兼阳明，在分析原因时，言“手阳明经属大肠，与肺为表里，同开窍于鼻；足阳明经属胃，与脾为表里，同开窍于口”，提出邪气自口鼻而入。

缪希雍提出，如三阳和三阴证不及时治疗，则发展迅速，容易恶化。即“邪在三阳，法宜速逐，迟则胃烂发斑。或入于里，则属三阴。邪热炽者，令阴水枯竭，于法不治矣”。同时，缪希雍对某些行医鲁莽之人提出批判，认为他们“妄投汗、下之药”，从而导致“虚人元气，变证丛生。元气本虚之人，未有不因之而毙者矣”。还提出时气伤寒除阴证不可服通行方：“苦参一两，水、酒各一碗，煎八分；重者，水、醋各半服之。一汗而愈。不论伤寒久近，立效。”

三、“甘寒益阴”调治脾胃 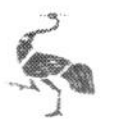

缪希雍在《先醒斋医学广笔记》中，将痰厥和饮证均附在脾胃后，故笔者亦将其论治痰厥和饮证经验囊括在内。缪希雍重视脾胃，不但将保护胃气作为治疗诸病的前提，且继承了《内经》、张仲景和李杲等的学术思想和诊疗经验，又在此基础上进行创新，具有注重脾阴、善用甘润清灵之药的特点。

（一）证治规律

缪希雍从病因病机方面，对脾胃病证进行了具体分析，将脾胃病分为食积证、热积证和痰积证，但其书中将痰积的辨证施治作为本篇中的一项重点，论述深入，证候分类也较为具体。本书将痰厥和饮证附于脾胃病后，说明痰饮证与脾胃的密切关系，但篇幅不大，仍以脾胃证为主。

1. 食积证

（1）黄病有积神方，一平头试之神验

苍术（炒）、厚朴（姜汁炒）、橘红、甘草、山楂肉、白茯苓、麦芽各二两，槟榔一两，绿矾（火煅，研细）一两五钱。为末，枣肉丸如梧子大。每服一钱，白汤吞，日三服。凡服矾者，忌食荞麦、河豚，犯之即死。

按语：平头古称奴仆，推测脾胃主色黄，黄病代指脾胃病。该方用苍术健脾化湿，理气用厚朴、橘红、槟榔，清热益阴用甘草和白茯苓，辅以消食之品山楂肉、麦芽等。缪希雍治疗脾胃食积，首先针对脾胃的生理和病变特点，饮食停留，脾胃运化失常，并可阻滞气机，故运用健脾化湿、理气消食之品。此外，缪希雍仍使用清热益阴之品，也体现了顾护津液之意。这里，缪希雍提出一个服药禁忌，即绿矾和荞麦、河豚

不能同用。

(2)治老人伤冷食及难化之物

生姜或紫苏煎汤，置浴锅内，令病者乘热浸汤内，以热手揉心胃肚腹，气通食化矣。又方：蕲艾灸胃脘并肚，气从口鼻出，立愈。

按语：缪希雍辨证分析为食积，因年老，脾胃本虚，又食生冷和难化之物，停留于脾胃，脾胃失职，失于运化。利用辛温之生姜和紫苏，借热汤更增温性，解散寒邪，紫苏又能行气，共奏散寒宽中之效。患者气机通畅，则脾胃功能逐渐恢复，食积自消。

2. 胃热(火)证

治胃脘痛属火证者。一女婢患此数十年，一剂良已。橘红、淡豆豉、山栀仁(炒黑)各三钱，生姜五片，枳壳一钱。水一钟半，煎七分服。

按语：此病例病位定于胃脘，辨证为胃热证，用栀子豉汤加减，淡豆豉和山栀仁配伍，山栀仁清胃热，淡豆豉苦寒，泄胃热，降胃气；另用橘红、枳壳理气；用辛温之品生姜，取其止呕吐之效。全方寒热平调，温通与清热并用，既清泄胃热，又调理胃气。

3. 痰积证

(1)治胃中有痰欲吐

广橘红、瓜蒌仁各四两，姜汁、竹沥和丸梧子大。食后服。

按语：胃中有痰，痰阻气机，胃气上逆可致呕吐。用橘红主顺气，瓜蒌仁主消痰；两药配伍，以生姜汁止呕，以竹沥汁化痰，痰浊得消，气机得通，呕吐自止。

(2)治脾经痰饮，五更咳嗽，喉中如有物，咽之不下

白茯苓四两，苏子(另研如泥，入药同捣)三两，白豆蔻仁七钱，贝母(去心)三两，瓜蒌根三两，薄荷叶一两五钱，连翘三两，硼砂(另研如飞面)七钱，广橘红四两，麦门冬(去心)三两，猫儿残叶六两，山楂

肉三两，麦芽（炒，取净面）一两五钱，神曲（炒）一两五钱，出峡江县霞天膏曲四两，枇杷叶四两。为极细末，怀山药粉糊和丸，如麻子大。白汤吞三四钱。

按语：痰饮停于脾经，阻于肺则咳嗽，阻于咽喉则如有物。缪希雍治以顺气开痰、清热益阴，兼以消食。顺气用苏子、橘红，白豆蔻仁入足太阴脾经，可增顺气之效，又可疗胃脘痛；开痰用贝母、硼砂；清热益阴用白茯苓、瓜蒌根、连翘、薄荷叶、麦冬；消食用山楂肉、麦芽、神曲；霞天膏为黄牛肉煮熬成膏，用以治诸痰证。

（3）治痰嗽吐不已，胸膈有冷物上塞，饮热汤稍下

橘红、白茯苓、苏子（研细）、瓜蒌仁（蛤粉拌炒，研细）各三钱，半夏（姜汁炙）一钱，远志（去心，甘草汁浸蒸）一钱五分，白豆蔻仁五分，吴茱萸（汤泡去梗）一钱。河水二钟半，煎八分。饥时服，加姜汁五匙，竹沥一杯。

按语：痰阻于肺，可致咳嗽；痰阻于胃，可致呕吐；痰阻于胸膈，可致胸中阻塞。此方治疗寒痰证，以热汤送药。理气用橘红、苏子、白豆蔻仁，开痰用瓜蒌仁；半夏辛平苦温，入足太阴经，能泄胸膈之痰塞；白茯苓甘平，可入足太阴经，主“膈中痰水”。诸药共奏理气化痰之效。

（4）化痰生津噙化丸

五倍子（拣粗大者）安大钵头内，用煮糯米粥汤浸，盖好，安静处；七日后常看，待发芽黄金色，又出黑毛，然后将箸试之；若透，内无硬，即收；入粗瓦钵中，擂如酱，连钵日中晒；至上皮干了，又擂匀；又晒，晒至可丸，方丸弹子大，晒干收用。其味甘酸，能生津化痰。

按语：治疗胶结之痰，缪希雍单用五倍子，五倍子在当代《中药学》中属于收涩药，具有收涩作用。但在《神农本草经疏》中记载：“日华子主生津液，消酒毒。时珍谓其敛肺降火，化痰饮，止咳嗽，消渴，盗汗，敛

溃疮。”缪希雍依照古人对五倍子的认识，取其生津化痰之效。

（二）医案分析

案例

金坛庠友张逢甫内人，方食时触暴怒，忽仆地，气遂绝。延一医视之，用皂角灰吹鼻中不嚏，用汤药灌之不受，延至午夜，谓必不治，医告去。逢甫急叩庄一生，一生过视之，六脉尚全而右气口沉伏，细寻之滑甚。曰：此肝木之气逆冲入胃，胃中素有痰，致痰夹食闭胃口，气不得行而暴绝也。但历时久，汤药不入矣。急宜吐之可活，所谓木郁则达之也。亟令覆其身，垂手向床下，以鹅翎蘸桐油，启齿探入喉中，展梢引吐，出痰与食，才一口，气便稍通，再探吐至两三口，便觉油臭，以手推翎，但不能言。一生曰：无妨矣。知其体怯，不宜多吐，急煎枳、橘推荡之药灌之，尽剂而苏。后以平肝和胃药调理数剂复故。此因暴怒，怒则气上逆，痰因气壅，故现斯证耳。所谓尸厥也，治厥往往有误。予故表其证以示后来云。(《先醒斋医学广笔记·卷二·脾胃》)

按语：厥证以突然昏倒、不省人事，或伴有四肢逆冷为主要临床表现的病证，又称暴厥、尸厥等。发病后多可在短期内神志苏醒，重者也可一厥不复。常因阴阳失调，气机暴乱，气血运行失常，气血上逆，夹痰夹食，使清窍闭塞；或气血虚亏、精明失养而引起。张逢甫内人因进食时暴怒，而发厥证。辨证认为，因暴怒引起肝气横逆犯胃，正逢进食，又胃中有痰，故肝气夹痰食阻滞胃口，阻滞气机，使气不得行。缪希雍认为急则治其标，“急宜吐之可活”，以鹅翎蘸桐油引吐痰食，继以枳实和橘红增加祛除痰食之力，后以平肝和胃药调理。

（三）述评

1. 重视脾胃，保护胃气

缪希雍重视脾胃，在《神农本草经疏·卷一》提出“治阴阳诸虚病皆当以保护胃气为急”的观点，指出脾胃的重要性。其曰：“夫胃气者，即后天元气也，以谷气为本。是故经曰：脉有胃气曰生，无胃气曰死。又曰：安谷则昌，绝谷则亡。可见先天之气，纵有未尽，而他脏不至尽伤。独胃气偶有伤败，以至于绝，则速死矣。谷气者，譬国家之饷道也。饷道一绝，则万众立散。胃气一败，则百药难施。”并认为脾胃为治疗的根本和基础，“若阴虚，若阳虚，或中风，或中暑，乃至泻利滞下，胎前产后，疔肿痈疽，痘疮痧疹惊疳，靡不以保护胃气、补养脾气为先务，本所当急也”。在《先醒斋医学广笔记》中，不但治疗中风、中暑、疟疾、妇人、幼儿等病时重视脾胃的作用，更重视顾护脾胃，将脾胃作为根本，更是立脾胃一篇，单独论述脾胃病。

2. 承古创新，甘润补脾

缪希雍虽师从《内经》、李杲等关于脾胃的认识，但在此基础，通过多年临床实践，进行大胆创新，提出“脾阴不足”的理论，并善用“甘寒滋润养阴”的药物。如在妇人篇中有医案一则，缪希雍以“脾主四肢”为理论依据，结合其“产后腿疼，不能行立，久之饮食不进，困惫之极”的表现，又阳主上，阴主下，故辨证为脾阴不足。针对当时用药多苦燥之品，缪希雍提出用甘润之品以补脾阴。方中以麦门冬、天门冬、生地黄、沙参、石斛、木瓜、牛膝、白芍药、酸枣仁为主；生地黄、甘枸杞、白茯苓、黄柏为臣；甘草、车前为使。此方收效良好，书中记载：“投之一剂，辄效，四剂而起。昔人治病必求其本，非虚语也。”在这个医案中，缪希雍既继承古代医家思想，又不拘泥于此，而是治病求本，合理分析，提出了“脾阴不足”，针对当时用药偏于苦燥，而转用甘寒清润之品。其在《先醒斋医学广笔记》“幼科篇”中，继续阐发这一辨证用药观点。其曰：“世人徒知香燥温补为治脾虚之法，而不知甘寒滋润益阴之有益于脾也。治病全在活法，不宜拘滞。”充分反映了缪希雍顾护脾阴、用药甘润的学术观点，用药常为白芍药、麦冬、石斛、茯苓、山药、莲肉、枣仁、五味子等。缪希雍提出的“脾阴”学说，继承了朱丹溪的“阳有余阴不足论”，进一步完善了李杲的脾胃学说。李杲偏于助脾胃阳气升发而忽略脾阴不足，缪希雍则对其加以补充，不断完善。其治法及用药思想对后人产生了深远的影响，为清代叶天士创立甘寒养胃阴学说奠定了基础，有力地推动了中医学脾胃理论的发展。

3. 调理气机，补中寓降

缪希雍非常重视调理气机，将升降失常作为最根本的病机，将调节升降作为最重要的治法。如《先醒斋医学广笔记》中，“论制方和剂治疗大法”一节中曰：“升降者，病机之要最也。”并认为在“十剂补遗”中，需加入“升降”。其曰：“今当增入升降二剂，升降者，治法之大机也。”并对升降之法进行了阐述：“高者抑之，即降之义也。下者举之，即升之义也。是以病升者用降剂，病降者用升剂。火空则发，降气则火自下矣，火下是阳交于阴也，此法所宜降者也。劳伤则阳气下陷，入于阴分，东垣所谓阴实阳虚。阳虚则内外皆寒，间有表热类外感者，但不头疼口渴、及热有时而间为异耳，法当升阳益气，用参、芪、炙甘草益元气以除虚寒虚热，佐以升麻、柴胡引阳气上行，则表里之寒热自解，即甘温除大热之谓，此法所宜升者也。”而脾胃位于中焦，在位置和功能上均具有枢纽的位置。在位置上，脾胃位于中心枢纽，具有升降之性；在功能上，脾胃能调节肝之升发、肺之肃降，使肾水上济，心火下降；且脾胃为后天之本、气血生化之源。而脾胃受损，必然引起其枢纽作用的减弱，因此缪希雍在治疗脾胃病中非常重视调理气机，在用药中补中寓降，认为“宜用苏子、枇杷叶、麦门冬、白芍药、五味子之属以降气，气降则火自降，而气自归原”。

四、"从风论治"疗泄泻

泄泻，是以排便次数增多，粪质稀薄或完谷不化，甚至泻出如水样为特征的病证。泄泻，主要由于湿盛与脾胃功能失调所致，是一种常见的脾胃肠病证。《内经》称之为"飧泄""濡泄""洞泄""注下"等，并对泄泻的病因病机也有全面的论述。如：《素问·生气通天论》曰："因于露风，乃生寒热，是以春伤于风，邪气留连，乃为洞泄。"《素问·举痛论》曰："寒气客于小肠，小肠不得成聚，故后泄腹痛矣。"《素问·至真要大论》曰："诸呕吐酸，暴注下迫，皆属于热。"《素问·阴阳应象大论》曰："湿盛则濡泄。"说明风、寒、热、湿均可引起泄泻，并说明泄泻的病变脏腑与脾胃、大小肠有关。缪希雍在此基础上，结合自己的认识，总结了其"从风论治"泄泻的经验。

（一）证治规律

1. 伤暑泄泻

主症：伤暑作泻，必暴注、大孔作痛，火性急速，失于传送也；口多渴，小便多赤或不利，身多发热；泻后则无气以动，热伤气也。

治法：清解暑热。

方药：十味香薷饮、清暑益气汤。

加减：内虚之人，中气不足，用六和汤；不止，用黄连理中汤，或加桂苓甘露饮。

2. 湿热泄泻

主症：长夏湿热令行，又岁湿太过，民多病泄。

治法：清肠利湿。

方药：当专以风药，如羌活、防风、升麻、柴胡、白芷之属。必二三剂，缘除风能胜湿故也。

加减：泄而少食，胃弱故也。人参为君，扁豆、橘皮佐之。泄而食不消，缩砂、人参、肉豆蔻。泄而腹痛，白芍药、炙甘草、防风、木香。泄而气弱，干葛、人参、白术、白茯苓。泄而小水不利，车前子、木通。中焦有湿热者，当用猪苓、泽泻。

缪希雍指出："九制黄连，最能止泻，须与人参等分乃可。盖久泻不止，多缘气虚，纯用苦寒，胃气愈闭；又下多亡阴，必用人参，亦阳生阴长之意也。然此亦指肠胃虚热者而言，如盛寒者不宜概用。"

3. 实积泄泻

治法：健脾化积。

方药：肉积作泻，用肉豆蔻、山楂、蒜。面积作泻，萝卜子。寒积泄泻，理中汤加紫苏。湿痰作泻，半夏、白术、茯苓为君，神曲为佐。

4. 肾虚泄泻

主症：每食肠鸣，清晨瘕泄。

治法：温补脾肾，固涩止泻。

方药：脾肾双补丸。

人参（去芦）一斤，莲肉（去心，每粒分作八小块，炒黄）一斤，菟丝子（如法另末）一斤半，五味子（蜜蒸烘干）一斤半，山茱萸肉（拣鲜红肉厚者，去核，烘干）一斤，真怀山药（炒黄）一斤，车前子（米泔淘净，炒）十二两，肉豆蔻十两，橘红六两，砂仁（炒）六两，最后入巴戟天（甘草汁煮，去骨）十二两，补骨脂（圆而黑色者佳，盐水拌炒，研末）一斤。上为细末，炼蜜和丸如绿豆大。每五钱，空心饥时各一服。如虚而有火者，火盛肺热者，去人参、肉豆蔻、巴戟天、补骨脂。忌羊肉、羊血。

（二）医案选析

案例 1

梁溪一女人，茹素，患内热，每食肠鸣，清晨瘕泄。脾肾双补丸内去

肉豆蔻，以白芍药代之，外加白扁豆十二两，立愈。(《先醒斋医学广笔记·卷二·泄泻》)

按语：肾泄，清晨作泄，又患内热，去温性之肉豆蔻，代以白芍药清热养阴，更加白扁豆化湿，泄泻遂止。

案例 2

无锡秦公安患中气虚不能食，食亦难化，时作泄，胸膈不宽。一医误投枳壳、青皮等破气药，下利完谷不化，面色黯白。仲淳用人参四钱，白术二钱，橘红钱许，干姜（泡）七分，甘草（炙）一钱，大枣，肉豆蔻，四五剂渐愈。后加参至两许痊愈。三年，病寒热不思食，他医以前病因参得愈，仍投以参，病转剧。仲淳至曰：此阴虚也，不宜参。乃用麦门冬、五味子、牛膝、枸杞、芍药、茯苓、石斛、酸枣仁、鳖甲等十余剂愈。(《先醒斋医学广笔记·卷二·泄泻》)

按语：本属气虚，又误用破气之品，气虚益甚，缪希雍以人参、白术、干姜、甘草和肉豆蔻温中补气，稍加橘红行气使之补而不滞，后加重人参用量增强补气而痊愈。但三年后，因外感脾胃阴受损而不思饮食，此时加参，更增阴虚，于是用大量清热养阴之品滋养脾胃之阴。

案例 3

从妹患泄后虚弱，腹胀不食，季父延诸医疗之。予偶间疾，见其用二陈汤及枳壳、山楂等味。予曰：请一看病者。见其向内卧眠，两手置一处，不复动。曰：元气虚甚矣，法宜用理中汤。恐食积未尽，进以人参三钱，橘红二钱，加姜汁、竹沥数匙。夜半思粥，神思顿活。季父大喜，尽谢诸医。再以六君子汤加山楂肉、砂仁、麦门冬调理之，数剂立起。(《先醒斋医学广笔记·卷二·泄泻》)

按语：虽为腹胀，实为虚胀，不宜单用理气之品，否则有伤气之嫌。用人参、姜汁和竹沥补气止呕，以橘红使补而不滞。后以六君子加山楂肉、砂仁、麦门冬调理脾胃，共奏补脾益胃，兼理气消食之效。

案例 4

庄敛之平日素壮，食善啖。丁巳四月，忽患泄泻，凡一应药粥蔬菜，入喉觉如针刺，下咽即辣，因而满腹绞辣，随觉腹中有气先从左升，次即右升，氤氲温遍腹，即欲如厕，弹响大泄，粪门恍如火灼，一阵甫毕，一阵继之，更番转厕，逾时方得，离厕谛视，所泄俱清水，盈器白脂上浮，药粥及蔬菜俱不化而出，甚至梦中大遗，了不收摄。诸医或云停滞，或云受暑，或云中寒，百药杂投，竟如沃石。约月余，大肉尽脱，束手待毙。敛之有孀母，朝夕相视，哀号呼天，恨不以身代也。余于仲夏末，偶过金坛，诊其脉洪大而数，知其为火热所生病，为疏一方，用川黄连三钱，白芍药五钱，橘红二钱，车前子三钱，白扁豆三钱，白茯苓三钱，石斛三钱，炙甘草一钱。嘱其煎成将井水澄冷，加童便一杯始服。临别再三叮咛云：此方勿出以示人，恐时师见之，大笑不已也。若为躯命计，须坚信服之耳！敛之却众医下键煎服。药方入喉，恍如饮薄荷汁，隐隐沁入心脾，腹中似别成一清凉世界。甫一剂，夜卧达旦，洞泻顿止；连服三剂，大便已实。前泄时药粥等物，凡温者下咽，腹中遂觉气升，即欲大解，一切俱以冷进方快，家人日以为常；至是啖之，觉恶心畏冷，旋易以温，始相安。余曰：此火退之征也。前方加人参二钱半，莲肉四十粒，红曲一钱五分，黄芪三钱，升麻五分，黄连减半。五六剂后，余将返长兴，敛之持方求余加减。余曰：此已试效，方宜固守多服，但去升麻可耳！越月余，余再过金坛，敛之频蹙向余曰：自先生去后，守方煎服，几三十余剂矣。今泻久止而脾气困顿，不知饥饱，且稍饮茶汤，觉肠满急胀，如欲寸裂，奈何？余曰：大泻之后，是下多亡阴也，法宜用补。倘此时轻听盲师，妄用香燥诸药，取快暂时，元气受伤，必致变成蛊胀，即不救矣。复为疏一丸方：人参五两，白芍药六两，炙甘草一两，五味子六两，绵黄芪五两，山茱萸肉五两，怀山药五两，熟地黄八两，牛膝六两，紫河车二具，蜜丸。空心、饥时各一服，而日令进前汤液方。敛之相信甚力，坚守二方，服几三年，脾胃始知饥而嗜食，四体亦渐丰矣。敛之恒对余言，每遇脾胃不和时，或作泻，觉腹中有火，则用黄连，否则去之，一照余方修治煎服，泄遂止而脾顿醒。迄今以余所疏方，俨如重宝，十袭珍藏，谓余不啻起死而生之也。其病初平后，余劝其绝欲年余。敛之因出妾，得尽发家人私谋，乃知向之暴泄，由中巴豆毒。《本草》中巴豆毒用黄连、冷水解之。余用大剂黄连澄冷方服，正为对治。向使如俗医所疑停滞、受寒、中暑法治之，何舍千里？即信为是火，而时师所投黄连，不过七八分至钱许止矣。况一月之泻，未有不疑为虚寒者，用黄连至四钱，此俗医所必不解也。向余嘱其勿出以示人，为是故欤始知察脉施治，贵在合法，神而明之，存乎其人耳！

余治敛之泻止后，恐其元气下陷，急宜升举，用升麻以提之。初不知其为中毒也，乃因用升麻太早，致浊气混于上焦，胸中时觉似辣非辣，似嘈非嘈，迷闷之状，不可名状。有时滴酒入腹，或啖一切果物稍辛温者，更冤苦不胜。庄一生知其故，曰：此病在上焦，汤液入口即下注，恐未易奏功，宜以噙化丸治之。用贝母五钱，苦参一两，真龙脑、薄荷叶二钱，沉香四钱，人参五钱。为极细末，蜜丸如弹子大。午食后、临卧时各噙化一丸。甫四丸，胸中恍如有物推下，三年所苦，一朝若失。(《先醒斋医学广笔记·卷二·泄泻》)

按语：此案例泄泻共分三个阶段：第一，泄泻之初，缪希雍为其诊脉，脉洪大而数，知其为热邪所致，于是以黄连苦寒清热止痢，辅以化湿、清热养阴之品；第二，在清除热邪之后，缪希雍加人参等药补脾胃，升脾胃之清阳；第三，敛之泄泻后期，因大泻之后，多有亡阴，故用益气养阴之品：人参、白芍药、炙甘草、五味子、绵黄芪、山茱萸肉、怀山药、熟地黄、牛膝、紫河车，后随证治之。敛之后得知，泄泻之初实为中巴豆之毒，巴豆性大热，可用黄连、冷水解之。说明患病之初，当时医家辨证之谬，而在泄泻的三个阶段，缪希雍皆准确地辨证施治，给后人以启示。而患者出现“胸中时觉似辣非辣，似嘈非嘈”的症状，后文予以解释，是因不知巴豆中毒，而过早使用升麻，致使浊气不降，混于上焦。

（三）述评

缪希雍治疗泄泻，强调“从风论治”，首先说明泄泻产生的原因，外因为风寒暑湿，内因为饮食劳倦不节，导致肠胃转输功能失调；又结合《内经》云“春伤于风，夏生飧泄”，又言：“春者木令，风为木气，其伤人也，必土脏受之。又风为阳邪，其性急速，故其泄必完谷不化，洞注而有声，风之化也，古之所谓洞风是也。”缪希雍从五行理论，认为风邪伤人，必伤脾胃，导致脾胃功能的受损，而风邪导致的泄泻必有完谷不化和洞泄有声的特点。而治疗则应疏散风邪，并举脾胃之清阳，并列出常用药物，言：“宜先以风药发散升举之；次用参、芪、白术、茯苓、大枣、甘草、肉桂等药，以制肝实脾。芍药、甘草乃始终必用之剂。”

其中，缪希雍着重分析了肾泄的原因、发作时间和治疗等内容。其曰：“《难经》所谓大瘕泄也。好色而加之饮食不节者，多能致此。其泄多于五更或天明，上午溏而弗甚，累年弗瘳，服补脾胃药多不应，此其候也。夫脾胃受纳水谷，必藉肾间真阳之气熏蒸鼓动，然后能腐熟而消化之。肾脏一虚，阳火不应。此火乃先天之真气，丹溪所谓人非此火不能有生者也。治宜益火之源，当以四神丸加人参、沉香，甚者加熟附、茴香、川椒。又有醉饱行房，肾气虚乏，湿热乘之，下流客肾，久泄不止。治宜升阳除湿，次用八味丸加山药、茯苓等，地黄减半。肾司二便，久泄不止，下多亡阴，当求责肾，破故纸、肉豆蔻、茴香、五味子之属不可废也。白术、陈皮，虽云健胃除湿，救标则可，多服反能泻脾，以其燥能损津液故耳！”肾泄的原因为房劳过度或饮食不节导致肾阳虚，脾胃失于温煦，则不能受纳水谷，水谷不化，多泻下完谷；或肾虚，湿热下注，导致久泻不止。肾泄发生的时间多为五更或天明。治疗原则为升阳除湿，次用温补肾阳之品。若久泄不止，则会引起亡阴，用补骨脂、肉豆蔻、茴香、五味子之属。其中，强调了不可过用白术和陈皮温燥之品，再次体现了缪希雍顾护津液之意。

五、“清暑养胃”治疟疾

疟疾为感受疟邪，邪正交争所致，是以寒战壮热、头痛、汗出、休作有时为特征的传染性疾病，多发于夏秋季。早在《素问》中，就有“疟论”“刺疟”等专篇，对疟疾的病因、病机、症状和针灸治法等，加以系统而详细的讨论。《神农本草经》中，明确记载常山有治疟的功效。《金匮要略·疟病脉证并治》以蜀漆治疟，《肘后备急方》首先提出了瘴疟的名称，并最先采用青蒿治疟。《脉因症治》提出疟病具有传染性。《证治要诀》中，将疟疾与其他表现为往来寒热的疾病加以鉴别。《证治准绳》对疟疾的易感性及南北地域的差异有所记载。《景岳全书》中，进一步肯定疟疾因感受疟邪所致，并非痰、食所引起。

（一）证治规律

1. 寒热疟

（1）热证

主症：发热口渴。

方药：麦门冬五钱，知母（蜜炙）二钱五分，硬石膏（研细）五钱，竹叶三十片，粳米一撮。煎八分，不拘时服。

加减：治热多，作吐，头痛，口渴，无汗或汗少，白茯苓三钱，橘红二钱，山楂肉二钱，竹茹二钱，知母（蜜炙）二钱，麦门冬四钱，硬石膏（研细）五钱。

（2）寒证

主症：寒多，热少，无汗。

方药：干姜（生用）一钱，柴胡一钱五分，当归、广皮、吴茱萸、白术（土炒）各三钱。

加减：如呕吐而寒甚者，此方去柴胡、当归，加人参二钱，半夏（姜汁炒）一钱；如泻，去当归，加茯苓二钱；如恶食，脾胃不健，第二方去当归，加白豆蔻末七分。

（3）寒热夹杂证

主症：寒热相伴及先寒后热者。

方药：第二方加黄芩一钱。

加减：如汗多，加白芍药（酒炒）三钱；黄芪（蜜炙）三钱，去柴胡；如伤食，必恶食。第二方加山楂五钱，白豆蔻末七分，神曲（炒）二钱，厚朴（姜汁炒）一钱；如渴甚者，不可用半夏，当用第一方加天花粉二钱，倍用麦门冬、知母，须三四剂方可换健脾胃药；或兼用健脾胃药，如白茯苓、白术、广陈皮、白芍药、人参、白豆蔻、山楂等剂是也；如寒甚，只用第二方加人参五钱、生姜五片；如寒热俱甚，久不止者，前方中去白术、干姜，加鳖甲醋炙，研极细，二钱，地骨皮二钱，麦门冬五钱，牛膝五钱。

2. 六经疟

（1）太阳经疟

主症：头痛，遍身骨痛，项脊觉强。如渴则兼阳明矣。

方药：羌活二钱，此系太阳主药，前胡一钱五分，猪苓一钱，泽泻（炒）一钱，陈皮二钱。

加减：恶寒，加姜皮，甚则加桂枝。渴则加干葛。渴甚汗多，加麦门冬、知母、竹叶、白术。久病用黄芪，虚甚加人参。治秋深寒热甚而汗多者，人参白虎汤中加桂枝。素有血证及咳嗽者，勿用参、桂。

（2）阳明经疟

主症：热甚，渴甚，烦躁，恶人声，恶心，不眠。

方药：硬石膏研细、麦门冬各五钱，加至一两五钱，知母去皮，蜜炙，三钱加至一两，竹叶四十片，加至一百片，粳米一撮。水三大碗，煎一碗，不拘时服。如疟初发，汗未大透，本方加干葛三钱。

加减：痰多，本方加瓜蒌根三钱，橘红三钱，竹沥一杯；如呕，本方去竹叶，换竹茹三钱，橘红三钱；汗多，本方去干葛，加人参三钱，元气虚倍之，白术三钱；如兼恶寒甚，指爪色黯，本方加桂枝一钱五分。头痛，骨痛，又兼前症，此太阳阳明也，本方加羌活二钱；如在秋末冬初，又兼恶寒，加桂枝一钱。每日下午，别服开胃健脾、消食消痰兼除寒热疟邪药一剂。方具于后：麦门冬五钱，鳖甲三钱，加至一两；广橘红、人参各三钱，加至五钱，素有肺火者勿用；白豆蔻仁四分，加至七分；白茯苓三钱，乌梅肉一枚；白术二钱，加至四钱，胃热及肺火咳嗽勿用；牛膝酒洗二钱，加至八钱，水三钟，煎一钟，研入白豆蔻末，乘热服。如热甚而呕，加木瓜三钱，枇杷叶三大片，竹茹二钱；如虚寒胃弱，有痰有湿，因而呕者，加半夏矾汤泡一钱，加至三钱；姜汁十匙加至半杯，渴而便燥者勿用。

（3）少阳经疟

主症：往来寒热相等，口苦而呕，或兼耳聋、胸胁痛。

方药：小柴胡汤。柴胡、黄芩、半夏、甘草、人参、鳖甲三钱至七钱，牛膝、橘红各三钱至五钱。

加减：如恶食，本方加枳实炒，一钱，白豆蔻五分。如有肺火，本方去人参、半夏，加麦门冬五钱，牛膝、鳖甲、橘红如故。如爪黯、便燥及痰盛，方中去半夏，加当归三钱，竹沥一大杯。恶寒甚，本方加桂枝一钱至二钱，生姜皮一钱至三钱。如兼阳明，渴欲引饮，此少阳阳明也。本方去半夏，加石膏八钱，麦门冬五钱，竹叶三十片。每日下午，别服开胃健脾、消食消痰兼除寒热疟邪等药，如前方。

（4）太阴脾疟

主症：寒从中起，寒甚而后热，呕甚，呕已乃衰。

方药：桂枝二钱，人参三钱，白芍药（酒炒）三钱，姜皮三钱。水二钟，煎一钟，空心饥时各一服，再煎五六分。下午别服开胃健脾、消食消痰兼除寒热疟邪药，如前方。

（5）少阴经疟

主症：恶寒，心烦而渴，小便艰涩，无汗，躁欲去衣，或手足冷，或欲饮水，或咽痛。

方药：鳖甲、牛膝各三钱至七钱，知母二钱至五钱，桂枝一钱至二钱，细辛五分，橘红三钱，白茯苓三钱，猪苓一钱，泽泻一钱，人参三钱，有肺火勿用，姜皮一钱至三钱。水二钟，煎八分，空腹饥时各一服。加减：如寒甚，倍人参、姜皮。如热甚，倍鳖甲、牛膝，加乌梅肉。有痰，加竹沥。下午别服开胃健脾、消食消痰、除寒热药，大略如前方。

（6）厥阴经疟

主症：色苍苍然，善太息，不乐。

方药：桂枝一钱至三钱，柴胡一钱至三钱，鳖甲二钱至四钱，当归三钱至五钱，橘红二钱至三钱，牛膝二钱至五钱，何首乌五钱。水三碗，煎一碗，空心饥时服。

加减：便燥及昏晕欲死，本方加麦门冬、竹沥。下午别服开胃健脾、消食消痰、除热药如前方。如有肺火及内热，去桂枝，加知母三钱。

3. 其他类型疟

（1）阳分间日疟

主症：寒热俱甚，烦躁。

方药：硬石膏三两，知母五钱，麦门冬一两五钱，竹叶一百片，瓜蒌根六钱，贝母五钱，广陈皮三钱。

加减：发作之日，加人参五钱，有肺热者勿用；姜皮一钱，隔夜煎成，露一宿，五更服。

（2）隔一日一发

主症：先热后寒，热少寒多，午时发，头痛，筋骨痛，唇燥，口干，恶心，无汗，后半夜凉，天明头痛止。

方药：羌活二钱，头不痛即去之；干葛二钱五分，陈皮三钱，麦门冬五钱，知母二钱，生姜皮二钱，炙甘草五分，何首乌五钱。水二钟，煎八分，露一宿，天明温服。

（3）胎前疟

主症：热多，口渴。

方药：黄芩（酒炒）二钱，柴胡一钱，硬石膏五钱至一两，麦门冬（去心）五钱至一两，知母（去皮，蜜炙，忌铁）二钱至四五钱，广橘红二钱至三钱，白茯苓三钱，竹叶五十片至一百片。

加减：胃虚，加人参二钱至三五钱。河水两碗，煎八分，饥时服，发日五更温服，滓再煎六分并进。如热甚寒亦甚，本方加生姜皮二钱至四钱，白术三钱。治胎前疟，寒甚，不渴，少汗方。人参、生姜皮各五钱至一两，广橘红（去白）二钱至四钱，河水二碗，煎八分，五更温服，再煎五六分并进。寒甚者，阳气虚而下陷也，益阳气则寒自止，邪自散矣，故应多服人参。如汗多，并加黄芪五六钱。

（4）产后疟

主症：产后患疟，口渴，痰多，汗多。

方药：当归三钱至五钱，柴胡一钱，鳖甲四钱至七钱，牛膝一两，白茯苓三钱，广橘红三钱，生姜皮一钱至二钱，干姜（炒黑）四分至六七分。水二钟，煎八分，露一宿，五更温服。

加减：如渴，加麦门冬六钱，竹叶五十片，青蒿三五钱，去生姜皮、干姜。如渴甚，更加知母三钱，瓜蒌根三钱。痰多，并加贝母四钱。如脾胃弱，加人参三钱至一两，元气虚亦如之。有肺热者，去人参，加白芍药四钱。如汗多，加黄芪二钱至五钱。寒甚，加桂枝七分至一钱二分，干姜炒黑，七分。如恶露未尽亦如之，并加益母草五钱，黑豆（炒）一两，苏木五钱，打碎，别以绵裹入药煎。热多，加青蒿三四钱。

（5）三日疟

类型之一：

主症：三日疟，寒热俱甚，或早晏不齐，作止不一。

方药：鳖甲、牛膝、何首乌、广橘红、麦门冬各五钱，知母三钱，桂枝一钱五分，姜皮三钱（无汗倍之），乌梅一枚，干葛三钱（汗多或呕去之，无汗倍之）。水三钟，煎一钟，露一宿，发日五更温服，渣再煎七分，余日空心饥时服。

加减：如渴，加石膏一两，竹叶五十片，渴止去之。气虚，加人参五钱；如汗多，加黄芪三钱，兼便燥，加归身五钱。不思食及食难化，加人参五钱，白豆蔻仁七分，厚朴一钱五分。如泄，去石膏、知母、竹叶，倍白术，加茯苓三钱，车前子二钱，肉豆蔻一钱，泽泻一钱。痰多，加竹沥一大杯。

类型之二：

主症：三日疟，热多，渴甚。

方药：鳖甲、牛膝、何首乌、麦门冬各五钱加至两二钱，知母四钱加至七钱，橘红五钱，石膏八钱加至三两，竹叶三十片至百片。水三大碗，煎一碗，露一宿，发日五更温服。如恶食，加青皮醋炒，一钱五分，白豆蔻仁七分。

加减：无汗或有汗而少，加干葛四钱。汗多，本方加人参、白术。气虚，倍加人参。如呕，本方加竹茹、乌梅。便燥，加当归。得汗渴止，去石膏、干葛。下午别服开胃健脾、消食消痰药，如前法。

类型之三：

主症：三日疟，寒多热少，汗少或无汗。

方药：人参、白术各五钱至一两，橘红四钱至六钱，桂枝二钱至三钱，姜皮五钱至一两，白豆蔻仁七分。水三碗，煎一碗，露一宿，发日五更温服，渣再煎七分，连进不拘时，空心饥时服。

类型之四：

主症：三日疟阴分。

方药：何首乌二两，牛膝一两，当归五钱，便燥用、胃弱勿用，鳖甲（醋炙）一两，广橘红三钱。水三钟，煎一钟，空心服，立愈。虚极者，加人参一两。

（6）疟邪未尽而痢作者

方药：鳖甲三钱，广陈皮（去白）三钱，白茯苓三钱，柴胡一钱，白芍药三钱，干葛一钱。

加减：如恶寒，寒热交作，加柴胡二钱，生姜皮一钱。如渴，去姜皮，加寒水石七钱，滑石四钱。如无汗，加干葛二钱至三四钱。可服参者，加参三钱。次服方服之滞下必止。干葛二钱五分，升麻（醋炒）七分，莲肉（去心，炒）四十粒，炙甘草一钱，乌梅肉二枚，广橘红三钱，白扁豆（炒）二钱，鳖甲二钱，白茯苓二钱 白芍药（酒炒）三钱，黄芩（酒炒）一钱五分，川黄连（土炒）二钱加至三钱。河水二钟半，煎八分，调水飞过滑石末四钱，兼吞滞下丸二三服，送以葛根汤，或莲子汤亦佳。如腹痛，以炒砂仁三四钱，浓汤，吞滞下丸。

（7）久疟不已似劳证

方药：当归（酒洗）五钱，便燥者用；牛膝（酒浸）五钱；鳖甲三钱；

何首乌（自采鲜者）五钱；广橘红三钱；生姜皮二钱五分，柴胡一钱五分，以上二味，热多无汗者用，有汗则去之；贝母三钱。水三钟，煎一钟，加竹沥一大杯。发日五更时服。隔夜先煎，露一宿，临服时再重汤炖温。“盖疟者，暑气为病也。暑得露即解，世鲜知者”。

（8）防疟之方

方药：何首乌十二两，真茅山苍术十两，半夏六两，橘红八两，人参四两，白茯苓八两，藿香叶三两，白豆蔻仁一两五钱。为细末，米粉糊加姜汁丸如绿豆大。每五钱，下午及临卧白汤吞。

（二）医案选析

案例 1

沈少卿中丞，请告时苦疟。仲淳往诊之，惫甚。曰：再一发死矣。先生何方立止之。仲淳曰：何言之易也。书三方作五剂，一日夜饮尽，次早疟止。先二剂清暑，用大剂竹叶石膏汤加桂枝，以其渴而多汗也。次二剂健脾去积滞，用橘红、白豆蔻、白术、茯苓、谷蘖、乌梅、白扁豆、山楂、麦芽。最后一剂，人参一两，生姜皮一两，水煎，露一宿，五更温服，尽剂而效。(《先醒斋医学广笔记·卷一·疟》)

按语：疟疾，缪希雍从暑邪论治，首先清暑，以大剂竹叶石膏汤；因渴而多汗，而加桂枝。《神农本草经疏》中记载：“汗多用桂枝者，以之调和荣卫，则邪从汗出而汗自止，非桂枝能闭汗孔也。”然后随症加减，缪希雍以白术、茯苓、白扁豆、肉豆蔻等健脾养胃，又兼有食积，故用山楂、麦芽之品消食健胃，食积多阻滞气机，故用橘红等理气。

案例 2

顾伯钦患疟，仲淳之门人疏方，以白虎汤加人参一两。一庸工云：岂有用参至两数者乎？改用清脾饮，二十余剂而疟不止，体尪弱。仲淳至，笑曰：此虚甚，非参不可，吾徒不谬也。投以大剂参、芪，一剂而瘥。

(《先醒斋医学广笔记·卷一·疟》)

按语：本案例属热盛伤气耗津，故缪希雍用白虎汤加人参清热益气生津。但庸工认为本为热证，无用人参之理，而改用清脾饮，此处清脾饮不知源自何书，但推测应为清热之品，但无补气生津之效，故“二十余剂而疟不止”。缪希雍认为非人参不能补其虚，故“投以大剂参、芪，一剂而瘥”。

案例 3

庄敛之妾患疟，寒少热甚，汗少，头痛，不嗜饮食。余为诊，脉洪数而实。用麦门冬五钱，知母三钱五分，石膏一两五钱，竹叶六十片，粳米一撮，橘红二钱，牛膝一两，干葛三钱，白茯苓三钱，白扁豆三钱。三剂不应。忽一日，凡寒热者再，昏迷沉困，不省人事，势甚危急。敛之过余云：恐是虚脱，前方石膏、知母、竹叶似近寒凉，非其治也。余亦心疑，为去石膏等，而加人参二钱。已别矣，余追想前脉的非属虚，急令人往嘱，令其将参煎好，勿轻与服，待按脉加斟酌焉。次早往视其脉，洪数如初，急止人参勿服；惟仍用前方而加石膏至二两，何首乌五钱。令其日进二剂，疟遂止。

庄敛之外家前患疟，越一载，忽头痛如裂，心内杂乱不清，喉作痛，失音，舌破，咳嗽有痰，胸膈饱胀，恶心不思饮食，如此者四日矣。日渐增剧，陡发寒热如疟状，寒少热多，热后频出汗方解。平时有心口痛证，并作下元无力如脚气状。敛之疑为伤寒。余曰：此受暑之证，即前年所患疟而势加剧耳。法当先去其标。令以石膏二两，麦门冬五钱，知母三钱，橘红二钱半，牛膝五钱，鳖甲四钱，竹叶一百五十片，贝母三钱，瓜蒌根三钱，河水煎服。三四剂心内清，头痛、喉痛、失音、舌破、饱胀、寒热俱愈，但恶心不思食如故，而心口痛、下元无力不减。余为去石膏、知母、竹叶、鳖甲、贝母、瓜蒌根，而加延胡索二钱，五灵脂七分，生蒲黄一钱五分，薏苡仁八钱，木瓜二钱，石斛三钱，白扁豆三钱，白芍药三钱，竹茹二钱，枇杷叶三大片，炙甘草四分。几十剂而愈。(《先醒斋医学广笔记·卷一·疟》)

按语：庄敛之妾两次患疟疾，均为热多寒少，缪希雍故均用竹叶石膏汤加减治疗，第一次患疟，缪希雍用竹叶石膏汤初三剂不愈，疑为虚证，故去石膏，而用人参，但思其脉洪数而实，故仍用原方而加石膏至二两，何首乌五钱，治愈。第二次患疟，缪希雍认为仍为热盛，但热势较前而剧，故缪希雍石膏与竹叶均加量，三四剂诸症均愈，但留心口痛、下元无力不减，缪希雍又用活血、除湿、清热养阴之品，以延胡索、五灵脂和生蒲黄等活血之品除血瘀、止心痛；以薏苡仁、木瓜和白扁豆除湿，以石斛、白芍药、竹茹、枇杷叶和炙甘草清热养胃阴。

案例 4

章衡阳子室患疟后失音，寒热愈甚，告急仲淳。仲淳云：此必疟时不遇明眼人，妄投半夏故也。投以大剂麦门冬、白茯苓、炙甘草、鳖甲、知母、贝母。数剂瘳。(《先醒斋医学广笔记·卷一·疟》)

按语：患疟疾，本应以甘寒清润之品养阴清热，却误用半夏干燥之品，愈伤阴液，造成失音。故缪希雍应用大量养阴之品急补阴液。

案例 5

梁溪王兴甫，偶食牛肉，觉不快，后遂发疟，饮食渐减，至食不下咽，已而水饮亦不下，白汤过喉间，呕出作碧色，药不受，小便一滴如赤茶，大便闭。诸医束手。仲淳忽至，视之，令仰卧，以指按至心口下偏右，大叫，因询得其由。用丸药一服，至喉辄不呕，水道渐通，次日下黑物数块如铁丸。药用矾红和平胃散作末，枣肉和丸，白汤下三钱。其病如失。再以人参五钱，麦门冬五钱，橘红三钱，白芍药三钱，水煎服。四日起。

按语：停食发疟，缪希雍采用急则治其标之法，以矾红和平胃散作丸药下之，停食得下，又以人参、麦门冬、橘红和白芍药补气养阴、理气清热之品养之。

（三）述评

如前所述，缪希雍年少时为疟疾所苦，经各种治疗而不愈。后研读中医经典，《素问·阴阳应象大论》曰："夏伤于暑，秋必痎疟。"乃知疟之为病，为暑邪所致，于是从暑邪论治，不久病愈。于是总结治疗疟疾的思路为首先清暑，然后养胃气，后随证治之。

六、立足"三要"治吐血

吐血，指血由胃来，经呕吐而出，血色红或紫黯，常夹有食物残渣，称为吐血，亦称为呕血。其病机主要有胃热壅盛、肝火犯胃和气虚血溢等。缪希雍所论吐血，多辨证为阴虚内热型，并针对当时医家治疗吐血中存在的问题，提出"吐血三要法"，影响深远。

（一）证治规律

吐血是虚损主证之一，还多见于阴虚内热之人。在明代，治疗吐血有两种倾向：一为专用寒凉，药如黄芩、黄连、山栀、黄柏、知母之类，往往伤脾作泄，以致不救；一则滥用人参温补，使热更伤肺，阴火愈炽，咳嗽更甚。这显然不适宜于阴虚之证的辨治。缪希雍认为，当时的吐血病证，绝大多数属于阴虚火旺，苦寒和甘温皆非所宜，唯取法甘寒，方为得当之治。其目的为既能滋养阴血，又能扶持脾土，使阴血渐生，虚火渐降。在此基础上，他根据自己的临床经验，在《先醒斋医学广笔记·卷二·吐血》独创"吐血三要法"，即"宜降气，不宜降火""宜行血，不宜止血""宜补肝，不宜伐肝"，对后世影响深远，为中医界所称道，从中亦体现了强调辨证论治，力戒苦寒治血的思想。

吐血之症，往往症见肺卫，其本却在肝。《灵兰要览·呕血》认为，“先医谓肝无补法”，对呕血常用平肝、伐肝之品，“以至爪青囊缩而不起”。故王肯堂曰：“肝藏血，血阴物也，阴难成易亏。又肝为东方木，为发生之脏，宜滋养不宜克伐……失血之后肝脏空虚，汲汲焉实之不暇，而敢以纤毫平肝之药伐之哉！”深悟缪希雍“宜补肝不宜伐肝”之旨，其中亦暗含缪希雍之“阴无骤补之法，非多服药不效”的血证治疗原则。

在吐血治疗三要法中，前二法乃治其标，后一法是治其本。

（二）医案选析

案例

顾季昭患阴虚内热。仲淳云：法当用甘寒，不当用苦寒。然非百余剂不可，慎勿更吾方。欲加减，使吾徒略加增损可也。果百剂而安。天门冬、麦门冬、桑白皮、贝母、枇杷叶各二钱，地骨皮三钱，五味子一钱，白芍药二钱，鳖甲三钱，苏子（研细）二钱，车前子二钱。（《先醒斋医学广笔记·卷二·吐血》）

按语：缪希雍对此案例，辨证为阴虚内热，故治疗当用甘寒养阴之品，而不应用苦寒干燥之品。方中以天门冬、麦门冬、五味子、白芍药、地骨皮、桑白皮、鳖甲清热养阴以治本。其中，《神农本草经疏》中记载地骨皮“主下焦肝肾虚热”，以贝母开痰，并以苏子、枇杷叶顺气，气行则血行。缪希雍认为，“然阴无骤补之法”，故“非百余剂不可”，因此服用百剂后，果然痊愈。这是阴虚内热而导致吐血的典型病案，缪希雍用益阴清热之法，兼以顺气开痰，标本同治，阴生热消，则吐血自然而止。其他引用病案，亦多从阴虚论治，与此相似，不再赘述。

（三）述评

缪希雍提出治疗吐血的三要法，简明扼要地归纳了临床治疗吐血的总纲，具有一定的实用价值。但当代医家在肯定“吐血三要法”的同时，也提出了异议，一是质疑吐血的范围，有医家认为缪希雍虽言吐血，实则为衄血和咳血；一是质疑缪希雍提出的“吐血三要法”，认为无论从其辨证，或是治疗，都不能囊括现代吐血证的治疗，缺乏全面性。

第一，“宜行血，不宜止血”。

为何吐血？缪希雍阐释了原因：“血不行经络者，气逆上壅也。”若一味止血，缪希雍认为会使血阻塞不通，变为瘀血，阻滞经络，影响血的正常运行，使之溢出脉外，从而进一步加重吐血，并引起发热、恶食，日久必成痼疾。但若用行血之法，使血归于常道，则出血自然会逐渐减轻，甚至自愈。缪希雍借用治水之法，采用“疏而不堵”的方法，希望通过疏通恢复血的正常运行。

缪希雍提出的“宜行血，不宜止血”，引起当代医家热议，在肯定缪希雍“宜行血，不宜止血”有一定临床指导意义的基础上，提出两点疑问：其一，“急则治其标”，若吐血急证，血出不止，血所以载气，血竭则气越，因而顷刻可以气竭，故大出血者，止血仍为第一要务，所谓急则治标，不应一概而论的不用止血之品；其二，治疗吐血应全面辨证，并非仅用“行血”，引起吐血的病因病机有很多种，如吐血日久，气随血脱的患者，用行血则不宜，可能进一步加重吐血。

第二，“宜补肝，不宜伐肝”。

补肝，意为补肝阴。肝藏血，缪希雍认为肝阴不足，会导致肝藏血功能的下降，从而引发吐血，故曰：“吐血者，肝失其职也。”因此治疗以补养肝阴为治则。而伐之意原为砍，或为征讨，推敲此处应为泻肝之意。亦即，缪希雍主张应该补肝而不应泻肝。缪希雍用芍药、酸枣仁、枸杞子等药补肝，取其酸甘化阴，柔以克刚，使肝血得养，既可恢复肝的藏血功能，又使肝气得平肝火得降，血得安而不外溢，故虽不止血而出血自止。

对“宜补肝，不宜伐肝”，也有医家持不同观点。认为应需辨明实虚后施治，如肝火上炎，迫血妄行，则应伐肝，而肝虚失于藏血则需补肝，并不应仅以“宜补肝，不宜伐肝”作为治疗吐血的要法。肝为藏血之脏，体阴而用阳，易动气化火，而出血证则多因肝阴不足而肝阳偏亢，气血逆乱，致肝失其藏血之职而成。故缪希雍主张吐血之作，多由气逆火炎，阳络受损致血上溢而成。龙胆泻肝汤等方，即缪希雍所说的“平肝泻火”之剂，如用之得当，自有良效，故不能一概否定“伐肝”在治疗吐血中的作用。反之，如骤用补肝之剂，必致气逆愈甚，火热愈炽而血愈不止。故治疗吐血也有“宜伐肝而不宜补肝”之时。应首先辨肝实和肝虚证，辨证后采取不同治法，采取“实者泻之，虚者补之”，而非一味补肝。

第三，“宜降气，不宜降火”。

气为血帅，气能行血，在气的推动下，则血畅行于经络，若气逆上行，则血离经络，可发为吐血，从气血的关系，缪希雍主张降气，使气的运行恢复正常，则血亦循经络，并认为气降而火自平。但“不宜降火”，缪希雍针对当时治疗吐血中存在的专用寒凉药物之现状，如芩、连、山栀、四物汤、黄柏、知母之类，认为降火则需用苦寒，苦寒之品损伤脾胃，脾伤则统血功能失常，最终导致吐血进一步加重，因此需慎用苦寒之品。尤其阴虚内热证，宜用甘寒之品。从另一个方面来说，因为“气有余便是火，气降则火降，火降则气不上升，血随气行，无溢出上窍之患矣”，所以降气也可清上逆之火。此外，缪希雍还提出了反对专用人参之说，认为人参针对气虚，气属阳，但因为气虚发生的吐血很少，多是由于阴虚火炽所致，因此专用人参并不合理。

但从《先醒斋医学广笔记》中可以看出，缪希雍是个细心观察，善于思考并能及时发现问题的人。其书中多篇内容，均根据自己多年的临证经验，针对当时治疗中存在的问题进行探讨，吐血篇亦属一例。当时医家治疗吐血多用止血、常用泻肝、专用寒凉之品和专用人参，但缪希雍在临床上发现吐血多为血离常道，首先应行血，使血归于常道；吐血的病机多为阴虚内热，应多用甘寒益阴清热之品以治本。此外，缪希雍在治疗中非常注重保护人体的正气，认为正虚是导致不救的主要原因，尤其主张补养阴血。对吐血的论治，反对一味地伐肝，提出从肝阴虚论治，以白芍药、炙甘草平肝补肝；反对过用苦寒之品，强调在治疗中顾护脾胃，若遇阴虚火炽，则用甘寒之品缓缓补阴，阴血渐生则虚火自灭。缪希雍治疗吐血的常用药物，专以白芍药、炙甘草制肝；枇杷叶、麦门冬、薄荷叶、橘红、贝母清肺；薏苡仁、怀山药养脾；韭菜、番降香、真苏子下气；青蒿、鳖甲、银柴胡、牡丹皮、地骨皮补阴清热；酸枣仁、白茯神养心；山茱萸肉、枸杞子补肾。

总之，缪希雍治疗吐血的三要法对后世影响深远，虽当代医家认为缪希雍在治疗吐血中存在认识上的局限性，但就缪希雍生活的时代来讲，通过医疗实践经验的总结，敢于针对当时存在的弊病，提出自己的看法和主张，说明缪希雍有实事求是的态度和善于变通的精神。“吐血三要法”的总结，可能存在某种局限性，但这种局限性是由于居住环境的限制，造成临床经验的局限。如在反对专用人参中提到“亦有用参而愈者，此是气虚喘嗽，气属阳，不由阴虚火炽所致，然亦百不一二也”。说明缪希雍见到的气虚吐血患者，远远少于阴虚火旺吐血者。既然如此，缪希雍的治疗理应以清热养阴为主。此外，从书中医案可以看出，吐血患者多为阴虚火旺。因此，缪希雍反对使用苦寒之品，而代用甘寒之品以养阴治本。每个医家学术思想的形成，均与其生活环境和社会背景密切相关，多来源于其医疗实践。因此，若不置身于当时的实际情况，恐有断章取义之嫌。

七、诊法特点

缪希雍临证，非常注重诊法的应用。《先醒斋医学广笔记》中记载的有关医案，即充分体现了缪希雍这一特点。其因疾病所异，灵活应用四诊，以判断其病因病机。而且，其应用四诊不拘泥于常规，善于综合分析，以做出正确判断。

（一）善于观察，见微知著

望诊在中医诊断学中占有重要地位，是对病人整体情况的一个初步判断。《难经·六十难》有云：“望而知之谓之神，闻而知之谓之圣，问而知之谓之工，切而知之谓之巧。”缪希雍临证善于观察，对诸医治之无效或以为不可治者，缪希雍总能以其敏锐的观察力，观察有用之信息，不被假象所迷惑，见微知著，不拘于常，往往有独到的见解，且疗效显著。列举医案如下：

《先醒斋医学广笔记·卷三·幼科》记载：臧玉涵次郎，年十六，因新婚兼酒食，忽感痘。诸医以为不可治。施季泉至，八日浆清，寒战咬牙，谵语，神思恍惚。诸医皆欲以保元汤大剂补之，季泉以为不然。改用犀角地黄汤，得脱痂，后忽呕吐，大便燥结，淹延一年，群医束手，告急仲淳。仲淳视其舌多裂纹，曰：必当时未曾解阳明之热，故有是症。命以石膏一两，人参一两，麦门冬五钱，枇杷叶、橘红、竹沥、童便为佐。一剂即安。再进二剂，膈间如冷物隔定，父母俱谓必毙。仲淳曰：不妨，当以参汤投之。服两许即思粥食，晚得大便，夙疾顿瘳。

上述医案显示，缪希雍临证善于观察，细致入微，抓住诸医普遍忽视的症状或体征，对疾病的本质做出合理的判断。诸医以为痘疹见浆清，寒战咬牙，谵语，神思恍惚，因新婚兼酒食，必元气大虚，毒邪内陷，而不可治。医者季泉虽据上述症状，用犀角地黄汤，得脱痂，后忽呕吐，大便燥结，淹延一年，于是群医束手无策。缪希雍视其舌多裂纹，知其为当时未曾解阳明之热，余热伤阴，用竹叶石膏汤加减，一剂即安。此病虽迁延日久，症状复杂，缪希雍仅凭其舌质，即做出合理判断。

（二）摒弃偏见，注重问诊

问诊是临床诊察疾病的重要方法，可为分析病情、判断病位、掌握病性、辨证论治提供可靠的依据。但由于世人过分偏信脉诊，使医者往往以多问而遭嘲笑。缪希雍摒弃世俗偏见，临证十分注重问诊，并在《先醒斋医学广笔记·卷三·幼科》中感叹道："古人先望、闻、问而后切，良有深意，世人以多问嘲医，医者含糊诊脉，以致两误，悲夫！"以下所列医案，以示其意。

《先醒斋医学广笔记·卷三·幼科》记载：义兴杨纯父幼儿病寒热，势甚棘。诸医以为伤寒也，药之不效。仲淳曰：此必内伤。纯父不信，遍询乳媪及左右，并不知所以伤故。仲淳固问不已，偶一负薪者自外至，闻而讶曰：曩见郎君攀竹梢为戏，梢折坠地，伤或坐此乎？仲淳曰：信矣。投以活血导滞之剂，数服而起。

此医案中，病寒热，势甚棘，类似伤寒典型症状，诸医不加询问，误为伤寒，药之不效。缪希雍则认为是内伤所致，家人不知伤故，缪希雍继续固问不已。一负薪者至，见幼儿攀竹梢为戏，梢折坠地，缪希雍信也，遂投以活血导滞之剂，数服而起。此案如不加耐心追问患者得病经过，单凭其症状，常会误诊，使治疗南辕北辙，甚者害人性命，可见问诊在临证中的重要性。

缪希雍十分注重问诊，敢于摒弃世人以医多问而嘲笑之偏见，这也许就是其在临床实践中每每获得奇效的缘由之所在。

（三）精通脉理，善于变通

脉诊是中医诊断的重要手段。《素问·脉要精微论》曰："微妙在脉，不可不察。"缪希雍精通脉理，同时也深知切诊的重要性。但在临床实践中又并不拘泥于脉象表面，而是深领《内经》经文之旨，变而通之，对脉理有独到的见解。列举《先醒斋医学广笔记·卷二》医案两则。

案例 1

姚公远内子病，延仲淳入诊，其继母乘便亦求诊。仲淳语伯道曰：妇病不足虑，嫂不救矣。闻者骇甚，曰：吴方新婚，无大恙，何至是耶？予私叩之。仲淳曰：脉弦数，真弱症也。不半岁，夜热咳嗽，势渐剧。仓皇延仲淳，疏方预之曰：此尽吾心尔！病不起矣。逾年医家百药杂试，竟夭。

案例 2

太学顾仲恭，遭乃正之变，复患病在床。延一医者诊视，惊讶而出，语其所亲云：仲恭病已不起，只在旦晚就木，可速备后事。仲恭闻知，忧疑殊甚。举家惶惶，计无所出，来请予诊脉。按其左手三部平和，右手尺寸无恙，独关部杳然不见，谛视其形色虽羸，而神气安静。予询之，曾大怒乎？病者首肯云：生平不善怒，独日来拂意事，恼怒异常。予曰：信哉！此怒则气并于肝，而脾土受邪之证也。《内经》云大怒则形气俱绝，而况一部之脉乎！甚不足怪，第脾家有积滞，目中微带黄色，恐成黄疸。两三日后，果遍体发黄，服茵陈利水平肝顺气药，数剂而瘳。

按语：以上案例 1 中，一妇人无大恙，乘便求诊。缪希雍诊得其脉弦数，曰：真弱症，不可救也，闻者惊骇，不信。不半岁，夜热咳嗽，势渐剧，逾年医家百药杂试，竟夭。此案充分说明脉学的深奥，同时赞叹缪希雍对脉理的领悟。案例 2 中，医者诊右关脉杳然不见，认为是脾胃之气已绝将不能久存于人世。仲淳四诊合参，受《素问·生气通天论》中“大怒则形气俱绝”的启示，深思熟虑，诊为怒则气并于肝，而脾土受邪之证。服茵陈利水平肝顺气药，数剂而瘳。可见缪希雍察脉至为审慎，不拘一格，善于变通，对疾病的本源穷智殚虑，充分反映了缪希雍精湛的医学造诣。

（四）切磋心得，协力诊治

缪希雍一生游走四方，在周游之时，到处为医，寻师访友。一方面悉心揣摩每位医家用药治病的独特方法；另一方面，结识各地名医，切磋学问，研讨治病用药之术，协力诊治，丰富自己的学识和经验。现列举《先醒斋医学广笔记》中其与王肯堂诊治两案。

案例 1

于中甫长郎痘，患血热兼气虚，先服解毒药，后毒尽作泄，日数次不止，痘平陷矣。仲淳以真鸦片五厘，加炒莲肉末五分，米饮调饮之，泄立止。王宇泰继以人参二两，黄芪三两，鹿茸三钱，煎服。补其元气，浆顿足。盖以先服解毒药，已多无余毒矣，故可补而无余证。(《先醒斋医学广笔记·卷三·幼科》)

案例 2

云间康孟修患寒热不食久之，势甚危，以治寒热剂投不应。遍检方书，与王宇泰议，投五饮丸，立瘥。盖饮证原有作寒热之条，故治饮，病自去矣。(《先醒斋医学广笔记·卷二》)

按语：以上两案，为缪希雍与王肯堂珍贵的会诊记录。案例 1，痘疹，毒虽尽，泄不止，痘平陷。缪希雍以真鸦片，加炒莲肉末，补脾涩肠，治其标，泄立止；王肯堂以人参、黄芪、鹿茸补其元气，治其本，痘浆顿足。两位大家标本兼顾，患痘证者痊愈。案例 2，饮证多有目眩，咳逆倚息，心下悸，肠间沥沥有声，身体困重，少见寒热不食。此案患者寒热不食久之，势甚危，以治寒热剂投不应。两位大家相互切磋，拟定从饮证论治，投五饮丸，立瘥。疾病往往错综复杂，千变万化，协力诊治，共同研讨，疗效更加满意。缪希雍、王肯堂均为一代名医，但二人在学术上能相互尊重，共同探讨，共同提高，而无文人相轻、怀才自傲的陋习。缪希雍谦虚好学的大家风范，实乃现今为医者的楷模。

综上所述，缪希雍在临床实践中灵活应用四诊，综合分析，善于变通，正如他在《先醒斋医学广笔记》中所云："始知察脉施治，贵在合法，神而明之，存乎其人。"

八、重视补泻升降

缪希雍治疗疾病过程中，重视虚实补泻，指出明确疾病的虚实，是治病之根本；而补泻之法，则为治疗之纲纪。真气夺则虚，邪气胜则实。“虚则补之，实则泻之。此万世之常经也。亦有以补为泻，是补中有泻也；譬夫参、芪、甘草之退劳倦气虚发热；地黄、黄柏之滋水坚肾，以除阴虚潮热，是补中之泻也。以泻为补，是泻中有补也。如桑根白皮之泻肺火，车前子之利小便除湿，是泻中之补也。举斯为例，余可类推矣”。

明确泄泻之虚实后，升（阳）、降（气）、补（阴）则成为针对病机之要的治疗方法。升为春气，为风化，为木象，故升有散之之义；降为秋气，为燥化，为金象，故降有敛之之义。饮食劳倦，则阳气下陷，宜升阳益气。泻利不止，宜升阳益胃。郁火内伏，宜升阳散火。滞下不休，宜升阳解毒。因湿洞泄，宜升阳除湿。肝木郁于地中，以致少腹作胀、作痛，宜升阳调气。此病宜升之类也。阴虚则水不足以制火，火空则发而炎上，其为证也，为咳嗽，为多痰，为吐血，为鼻衄，为齿衄，为头痛，为齿痛，为眼痛，为头眩，为晕，为眼花，为恶心，为呕吐，为口苦舌干，为不眠，为寒热，为骨蒸，是为上盛下虚之候。宜用苏子、枇杷叶、麦门冬、白芍药、五味子之属以降气，气降则火自降，而气自归原。而又益之以滋水填精之药，以救其本，则诸证自瘳。此病宜降之类也。设宜降而妄升，当升而反降，将使轻变为重，重必毙矣。

明确疾病之虚实寒热，对治疗疾病尤为重要。如其在硝石的描述中指出：“硝者，消也。为大辛至咸极苦最烈之味，究其功用，无坚不磨，无结不散，无热不荡，无积不推，可谓直往无前，物无留碍之性也。由于邪结下焦，邪热深固，闭结难通，坚实不可按者，才可使用，否则误伐下焦真阴，故仲景于诸承气汤用之，若由于血涸津枯，以致大肠燥结，阴虚精乏，以致大热骨蒸；火炎于上，以致头痛目昏，口渴耳聋咽痛，吐血衄血，咳嗽痰壅，虚极类实等证，切戒勿施！庶免虚虚之咎，而无悔不可追之大错也。《别录》谓炼饵服之，轻身神仙，失其本矣。至如唐玄宗所召道士刘玄真谓服玄明粉，遂无病长生中所载有益精壮气，助阳补阴，不拘丈夫妇人，幼稚襁褓，不问四时冷热，俱治之说，乃是荒唐不经之语，正所谓尽信书则不如无书也。"

再如黄芪，"黄芪功能实表，有表邪者勿用。能助气，气实者勿用。能内塞补不足，胸隔气闭闷，肠胃有积滞者勿用。能补阳，阳盛阴虚者忌之。上焦热甚，下焦虚寒者忌之。病人多怒，肝气不和者勿服。痘疮血分热盛者禁用"。

九、重视补虚

缪希雍提出治虚之总纲，指出古今病机不同，上古之人病多为实证，而近古之人病机发生变化，以虚证多见，故治法亦发生改变，多以补虚为治疗之法。"经曰：精气夺则虚。又曰：邪之所凑，其气必虚。虚者，空也，无也。譬诸国内空虚，人民离散，则百祸易起，镇抚为难。非委任贤智，安靖休养以生息之，未可保其无事也。病之虚者，亦犹是已。医非明哲，孰能镇之以静，久而弗摇，卒成收合散亡，克复故物之功哉！是故经曰：不能治其虚，安问其余。盖言虚为百病之本，宜其首举以冠诸证也"。可见，补虚有其重要作用。

十、强调阴常不足

缪希雍学有渊源，其本于经旨，并对中医理论和实践进行深入探索。其用药擅长甘润清灵，重视清热养阴，主流属于养阴寒凉一派，注重阴常不足。在明代温补之学盛行期间别树一帜，对于当时纠偏防弊，起到了积极的作用。

缪希雍强调病机之阳常有余，阴常不足。指出：火者，阳也，气也，与水为对峙者也。水为阴精，火为阳气。二物匹配，名曰阴阳和平，亦名少火生气，如是则诸病不作矣。若摄养不当，就会导致阴亏水涸，则火偏盛；阴不足，则阳必凑之，是谓阴虚阳盛，亦曰壮火食气。阴阳协调则为水火既济，及其偏，则阳气而为火。而人身之有阴阳也，水一而已，火则二焉。所以秉受之始，则阳常有余，阴常不足。故自小至老，所生疾病，多由于真阴不足。而真阳不足之病，相比阴虚为病则千百而一二矣。

关于治疗，缪希雍强调慎用补火助阳药。强调降气补阴精，使阴阳协调为期。人身以阴阳两称为平，阴阳均平，气血和调，是为平人气象之常候。偏盛则病，此大较也。若肾水真阴不足，则上盛下虚，水不足则火有余，阴既亏则阳独盛。阳者气也，火也，神也；阴者血也，水也，精也。苟失所养，或纵恣房室，或肆情喜怒，或轻犯阴阳，或嗜好辛热，以致肾水真阴不足，不能匹配阳火，遂使阳气有余。是周身之气，并于阳也。并于阳则阳盛，故上焦热而咳嗽生痰，迫血上行而吐衄，为烦躁，为头痛，为不得眠，为脚前骨痛，为口干舌苦，此其候也。阳愈盛则阴愈虚，阴愈虚则为五心烦热，为潮热骨蒸，为遗精，为骨乏无力，为小水短赤；气不得降利，丹田不暖，则饮食不化，为泄泻，为猝僵仆。气有余，即是火，故火愈盛而水愈涸。治疗应当亟降气，当益阴精，气降即阳交于阴，是火下降。为既济之象，为坎离交也。至此则阴阳二气复得其平，而疾病不生。治疗选用药物必须谨随病机变化，若不详察，不分阴阳，类施温补。参、芪、二术，视同食物，佐以姜、桂，若啖五辛；倘遇惫剧，辄投附子。于是轻者重，重者毙，累累相踵，死而不悟。

缪希雍分析世上尚用温燥补阳，而少用养阴凉润之理，并纠偏时弊，强调养阴药的使用。其分析指出:“阴虚真水不足之病，十人而九；阳虚真火不足之病，百不得一。而阴难成易亏，益阴之药，纵医师选用无差，亦必无旦夕之效；而助阳之药，能使胃气一时暂壮，饮食加增，或阳道兴举，有似神王。医师藉以要功，病者利其速效，彼此固执，莫辨服由。故知医师之药，补助阳火者，往往概施；滋益阴精者，未尝少见。宜乎服药者之多毙，无药者之反存也。予见世医以此伤人者甚众，兹特著其误，以为世戒。”

在有关“地黄”的论述中，体现了缪希雍重视养阴的学术思想。其曰：干地黄禀仲冬之气以生。黄者，土之正色，兼禀地之和气，味甘气寒而无毒。为补肾家之要药，益阴血之上品。地黄为至阴之药，能补肾水真阴而益血，血旺则髓满，阴足则肌肉自长。甘寒能除内热而益精髓，故五劳七伤等阴虚内热，真阴不足之候均除。即养阴即可补内脏，五脏咸属阴，阴即精血。补精血，则五脏内伤不足自愈。脏安则血脉通，气力益，耳目利，因其益阴填髓补五脏，故可久服轻身不老。再如生地黄为手少阴之要药，能凉心助胆补肝。心凉则热不薄肺，肝肺清宁则魂魄自定，胆气壮则惊自除，肝肾足则筋骨自强，心肾交济则志自长矣。可见养阴即可使五内协调。

十一、遣情释疾

缪希雍治疗疾病注重七情因素，并不主张用药物治疗情志为病，认为遣用药物并不能从根本上治疗情志病之气机郁结，主张“病由七情而生者，治疗应养性怡神发舒志气，不宜全仗药石攻治，喜怒忧思悲恐惊，皆发于情。情即神识，有知不定，无迹可寻，触景乃发，滞而难通。若七情致病则气机郁滞难疗，因药石无知无情，不能消其妄执，即使能疏通其已滞之气，活其已伤之血。但其默默绵绵之意，物而不化者，不能保证气血将来不再郁结为病。所以应以识遣识，以理遣情，此即心病还须心药医。如是才能使滞者通，结者化，情与境离，不为所转，当处寂然，心君泰定，不再为七情之为累为病”。

如缪希雍在治疗少年人因失志导致阳疾的过程中，指出治疗不宜补阳，因肾为作强之官，技巧出焉。藏精与志者也。而志从士从心，志主决定，心主思维。思维则或迁或改，决定则一立不移，此作强之验也。若志意不遂，则阳气不舒。还指出，阳气者，即真火也。将极盛之火，置之密器之中，闭闷其气，使不得发越，则火立死而寒矣。指出此非真火衰也，乃闷郁之故也。治疗宜其抑郁，通其志意，则阳气立舒，而其疾立起。若误谓阳精不足，过投补火助阳之剂，多致痈疽而殁。

缪希雍

后世影响

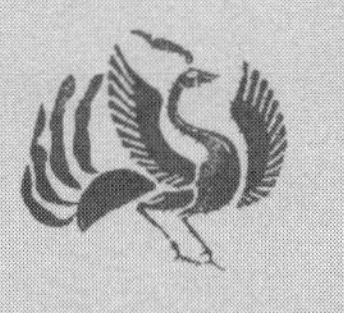

一、历代评价

缪希雍的“吐血三要法”，对后世颇有影响。喻昌评价说：“仲淳先生善以轻药疗人重病，治血三要法，尤为精当。”

邵新甫在《临证指南医案》按语中论曰：“若嗔怒而动及肝阳，血随气逆者，用缪希雍气为血帅法，如苏子、郁金、桑叶、丹皮、降香、川贝之类也。”

叶天士在其治疗吐血、咳血的医案中，也多处提到“当用仲淳法”“仲淳吐血三要云，降气不必降火”。

何炫在《何氏虚劳心法》中曰：“况虚劳失血，的系阴虚，当从仲淳方论为主。”

程杏轩将《四库全书》对缪希雍的评价及“吐血三要法”，收入其所著的《医述》中。

二、学派传承

缪希雍亲炙门人为李枝。继承缪希雍之学的有顾澄先、庄继光、康文初、周维墀、徐鹏、张应遴、荣之迁、马瑞伯等。除此之外，还一传青瑶轩主人刘默，再传刘紫谷、叶其辉。

三、后世发挥

（一）关于脾阴学说的发挥

缪希雍在论治脾胃及重视脾阴方面一些新的阐述，促进了脾胃学说的完善。缪希雍脾阴学说，在李杲脾胃论基础上加以创新和发挥，为后世脾阴学说的发展开创了一个较高的起点，值得做进一步的研究。清代有些医家，在缪希雍之后，对脾阴、脾阴虚也有新的发挥，提出一些各具特色的观点。例如：

叶天士的胃阴说，在学术思想上确实多受缪希雍的启发。因此有“叶桂多取其说之论”。

陈修园在《医学实在易》中指出“脾为太阴，乃三阴之长”，治疗阴虚病证，当以滋润脾阴为主，自能灌溉诸腑也。

曹庭栋《老老恒言》曰：“胃阳弱而百病生，脾阴足则万邪息。”

唐容川《血证论》曰：“脾为阴中至阴，盖五脏俱属阴经，而脾独名太阴，以其能统主五脏，而为阴之守也，其气上输心肺，下达肝肾，外灌溉四旁，充溢肌肉，所谓居中央，畅四方者如是。”又谓：“经云脾统血，血之运行上下，全赖乎脾，脾阳虚则不能统血，脾阴虚又不能滋生血脉。”指五脏六腑皆为脾所统摄，血脉有赖于脾阴所滋生，血之运行周身“全赖乎脾”。

此外，吴澄有理脾阴法、胡慎柔有甘淡法。

（二）关于温病学说的发挥

缪希雍对伤寒热病的论治，对后世温病学说的形成及发展，产生了深远的影响。后世有些医家阐述其温病学术思想时亦有所发挥。

1. 深谙伤寒，独重阳明和白虎

缪希雍治伤寒，其理论亦多来自《伤寒论》，对伤寒方深入明晰，常活用其方辨治温病。临证既宗张仲景，又能创立新论，选药精当。如热病有呕则不用甘草；又如，“术性温而燥，善闭气”，腹胀腹痛则去之不用。另外，提出“伤寒、温疫，三阳证中往往多带阳明者”，强调治疗应当以清润为原则，清其邪热，护其津液为首要，常用白虎汤、白虎加人参汤、竹叶石膏汤加减治疗疑难重病，对后世医家论治温病有较大影响。例如：清·顾松园《医镜·辨治温热病宜用白虎汤》中，曾绍述了缪希雍的诊治经验：“伤寒时疫诸病，兼阳明症者独多，故一见潮热、自汗、喜凉恶热、烦躁，饮食、舌苔、呓语、发厥、斑狂、脉洪大者，急宜白虎汤加竹叶、麦冬解热生津止渴。”

2. 创立新论，证分卫气与营血

（1）感邪与发病

一般多认为“邪从口鼻而入”的理论创自吴又可，实则以缪希雍为先，其在《先醒斋医学广笔记》中云：“伤寒、温疫，三阳证中往往多带阳明者，以手阳明经属大肠，与肺为表里；足阳明经属胃，与脾为表里，同开窍于口，凡邪气之入，必从口鼻，故兼阳明证者独多。”具体分析了外感热病病邪的侵入途径，提出了邪从口鼻而入，以阳明受邪独多的观点，有别于“邪从皮毛而入”之论。另外，缪希雍提出了“瘟疫者，非时不正伤寒之谓也”，其所谓“不正伤寒”，即发于春夏的外感疾病，丰富了温病病因学及发病学的内容。由此，他也对温病的预防强调了“必先岁气，勿伐天和”，而需参照“春夏养阴，秋冬养阳”的原则。

（2）辨证与分治

《先醒斋医学广笔记》中，记载了各科常见病的心得体会、临床验案和所用效方，其所创制的不少新方为后世所熟知。缪希雍虽未明确提出卫气营血证候的概念，但其所创立的方剂已体现了分证论治的理念，如竹叶柳蒡汤，分析其组成中薄荷、牛蒡子、竹叶、柽柳等药物，正体现了辛凉与辛温并用，疏风散热与清热解毒并举，同温病卫分证代表方银翘散有异曲同工之妙。而后世温病学家在此基础上强调柽柳发汗力量过猛而弃之不用，改用荆芥和淡豆豉。

清泄邪热为温病气分证的主要治法。缪希雍推崇白虎，其中石膏辛寒清泄里热，知母苦润清热生津，甘草、粳米护胃，以防胃津进一步损伤。另外，胃为水谷之海，养胃生津。全方既清泄里热，又保护津液，为辛凉重剂，药少力专，作用强大、峻猛。吴鞠通也说："白虎剽悍，邪重非其力不能举，用之得当，有立竿见影之妙。"最值得一提的是缪希雍明确提出了治疗暑病白虎汤是基本方，而因汗、下、虚甚则"加人参"，后期应使用"生脉散合益元散"。其辨治思路为清代温病学家提出"夏暑发自阳明"和暑温病病程中需配合益气养阴、后期益气敛阴之法，提供了理论及实践的来源。

缪希雍所立治吐血之法中，倡"宜行血，不宜止血"，认为出血时导致的瘀血既是病理产物，又是致病因素。《素问·调经论》曰："五脏之道，皆出于经遂，以行血气。血气不和，百病乃变化而生。"瘀血阻塞于脉络，可以使血不得归经，泛溢于外，所以出血是瘀血致病的常见结果；出血与瘀血往往又互为因果，如出血不止，血流溢外则为败血。如见血止血，则易导致瘀血，而凝其脉络。后世温病学家论治温病营血分时，强调活血散瘀必须与清营凉血同用，才能做到安血止血的同时不留瘀滞。

尽管缪希雍未明确提及温病卫气营血及三焦传变规律，甚至尚未涉及营分证治，对暑病发病机理亦仍未完全脱离《内经》"冬伤于寒至夏变为暑病"的伏气观，但他确是一位极富创新精神的医家。在灵活运用《伤寒论》理法方药的同时，反对泥古崇经，大胆地批评当时的俗医"不明五运六气之所以"，"拘泥定方，而误于方册所载，依而用之，动辄成过"。他论治外感热病的诸多内容，都对明清时代温疫、温病学的发展和成熟影响深远。

（三）“吐血三要法”对后世的影响

缪希雍的“吐血三要法”，对后世也颇有影响。喻昌云：“仲淳先生善以轻药疗人重病，治血三要法，尤为精当。”邵新甫在《临证指南医案》的按语中论曰：“若嗔怒而动及肝阳，血随气逆者，用缪希雍气为血帅法，如苏子、郁金、桑叶、丹皮、降香、川贝之类也。”叶天士在其治疗吐血、咳血的医案中也多处提到“当用仲淳法”“仲淳吐血三要云，降气不必降火”。何炫在《何氏虚劳心法》中曰：“况虚劳失血，的系阴虚，当从仲淳方论为主。”程杏轩将《四库全书》对缪希雍的评价及“吐血三要法”收入到其所著的《医述》之中。唐容川在《血证论》中亦提出治血证，要“降其肺气，顺其胃气，纳其肾气，气下则血下，血止气亦平复”“止血之法虽多，而总莫先于降气”。对血证忌用“升散动气”，都是对缪希雍“吐血三要法”的发挥。

（四）升降论对后世的影响

缪希雍临证尤重升降。他在《神农本草经疏·续序例下》中，罗列了各种证候的病机与用药忌宜，其言宜升、宜降，或忌升、忌降者，比比皆是。同时，他在《神农本草经疏·续序例上》中，撰“论制方和剂治疗大法”，提出“升降者，病机之要最也”，并著《十剂补遗》，认为十剂之外，“当增入升降二剂，升降者，治法之大机也”。于此可见他对病机、处方的升降性质的重视。

缪希雍认为，病候之病机及其治疗方药多有升降属性之别。对病之宜升者，其多宗李杲之说。如饮食劳倦，阳气下陷，宜升阳益气；泻利不止，宜升阳益胃；郁火内伏，宜升阳散火；因湿洞泄，宜升阳除湿，此皆效法李杲。至如滞下不休，则认为宜升阳解毒。《先醒斋医学广笔记·卷一》治痢方药中广用升麻，治噤口痢则几乎必用之。从《神农本草经疏》升麻条“主治参互”中可知，其推崇升麻为“治一切滞下要药”。《神农本草经》论升麻，突出其解毒之功，李杲论升麻则申明其升阳之用。而缪希雍则兼采两说，发挥于痢疾之治疗中。其又论“肝木郁于地中”之“少腹作胀作痛”者，“宜升阳调气”。《先醒斋医学广笔记》卷二载包海亭夫人患腹痛连少腹上支心，两寸关俱伏，两尺实大，按之愈甚；其病起于暴怒。遂投川芎、柴胡、升麻，咽下后嗳气数十声，病立已。已而作喘，又以为升之太骤，与四磨汤而平。由此可见，升阳调气法治疗少腹胀确有效验。妇人少腹胀痛而查无原因者，临床并不鲜见，缪希雍之法值得试用。

对病之宜降者，缪希雍自出机杼，尤其是在用药上有独特之处。他认为“阴虚则水不足以制火，火空则发而炎上”，症见咳嗽、多痰、吐血、鼻衄、齿衄、头痛、齿痛、眼痛、眩晕、眼花、恶心、呕吐、口苦、舌干、不眠、寒热、骨蒸，“是为上盛下虚之候”者，指出“宜用苏子、枇杷叶、麦门冬、白芍药、五味子之属以降气，气降则火自降，而气自归原”。同时又益以添水填精之药以救本，使诸症自瘳。当然，病之宜降者，还远不止于此，亦不仅限于降火。在《神农本草经疏・续序例下》中，记载了不少治以降气的证候。如痰之由于风寒者，宜降气、辛散，并不需降火；头痛夹痰者，宜豁痰降气、辛燥之品，也不需降火。如此看待病之宜降者方才全面。但缪希雍在“论制方和剂治疗大法”一文中，却仅言及阴虚火炎、上盛下虚证候，且强调“气降则火自降”，概因此为其独特经验，故突出一点而未及其余。此外要说明的是，降气之品并不止于上述诸味，但苏子一药用之降气，缪希雍几乎每方必用，本该着重论述，但《神农本草经疏》中着墨甚少，仅言“善降气”而已，令后学难明精义，实为憾事！

升降失常确为临床所常见，但临床医师对升降的重视程度，较之缪希雍却有不及之处。但缪希雍亦不过举其大要，系统而深入的研究还有待今人开展。缪希雍常用于降气之药物，更值得进行文献和临床研究。例如，为何缪希雍降气尤重苏子，这与苏子降气汤是否有关联？“降气”之说，汉唐医书罕有，至宋以后方逐渐引起医家关注。苏子降气汤之方名，首见于《太平惠民和剂局方》，但究其源头，实出《千金要方》卷七“风毒脚气门”，名紫苏子汤，并无“降气”之说。那么“降气”一说又是如何缘起与发展的呢？这些问题都有待研究。

（五）对叶天士学术思想的影响

叶天士为清代著名温病学家和临床家，他在外感热病和内伤杂病论治上有诸多的创新和独特的见解。叶氏治学善兼收并蓄众家之长，曾先后拜师十七位。缪希雍与叶氏生活年代相近，地域相邻，缪希雍在学术上许多成就及特点，多为叶天士所继承并在此基础上有新的发展。

1. 治外感热病俱重存阳明津液

缪希雍认为，“伤寒、温病……凡邪气之入必从口鼻”，口鼻又为肺胃之门户。“手阳明经属大肠，与肺为表里，同开窍于鼻，足阳明经属胃，与脾为表里，同开窍于口”，因此他在治外感热病时提出热病以阳明证独多见的见解。他在《先醒斋医学广笔记·卷一·三阳治法总要》中例举了三阳病的治疗方药，其中尤注重三阳病兼阳明证的治疗，擅长以清阳明气分之品以防热邪伤阴。如治太阳阳明用羌活汤加石膏、知母、麦冬；正阳阳明以大剂竹叶石膏汤；少阳阳明用承气汤急下存阴或小柴胡汤加石膏、知母、麦冬。缪希雍还认为三阴证中最多见的仍属热证，亦有不少似阳明的宜下之症。总之，缪希雍对外感热病的治疗注重清法，善用辛凉、甘寒、清气之品。同时他据《内经》《伤寒论》之旨，认为“阳明多气多血，津液所聚而荫养百脉，阳明以津液为本”，因此，在主用清法的同时非常注意顾护阳明之津液，如常在白虎汤、竹叶石膏汤方中佐以麦冬、竹叶、知母等甘凉之品，更配以粳米，甘草等甘养之品以护养阳明津液。缪希雍虽喜用竹叶石膏汤，然为顾护津液计却往往去其温燥劫阴之半夏，由此可见其重视护津观点之一斑。

叶天士言温病之邪侵入人体宗缪希雍“由口鼻而入”的观点，认为温病先从上焦始，由此创立了温病卫气营血的辨证纲领，制定了各阶段的治疗大法。而且在温病发展的整个过程中都非常注意顾护阳明之津液，如说“热邪不燥胃津必耗肾液”“救阴不在血而在津与液”，他认为，灼津劫液是温病发生发展中的重要病机，因此他在外感温热病中重视津液。他的卫气营血辨证纲领可说是以津液受灼轻重而立论。他提出的验齿、辨白痦法主要从色泽的荣枯分析津液的存否，从而判断病邪之轻重，预后之吉凶。在治疗上他更重视阳明之津液，例如他对温邪入营用清热凉血佐以透斑之品引邪外达，如身热仍不退，他就认为属胃阴不足，不能制胜余热，治疗就直取甘寒生津之品以滋养胃液，胃液复则身凉脉静。叶氏有“存津液为第一”之说，由此可见他在治疗中非常注意顾护阳明津液。而顾护阳明津液的目的则是借此拯救整体的阴液。叶天士重阳明津液的认识在理论上与缪希雍观点一脉相承。

2. 润脾阴发展为润胃阴

缪希雍对脾胃十分重视，他认为“治阴阳诸虚病皆当以保护胃气为急”。虽然重视脾胃是许多医家所共有的特长，然缪希雍有别于他人之处则在于重视脾胃的同时能对脾胃之阴、阳区别而论之。他不仅重视脾胃阳气升发的一面，同时亦能顾及到脾胃之阴，对脾与胃，脾之阴和阳分别而论之。他指出“胃气弱则不能纳，脾阴虚则不能消”，其中对脾阴问题提出了新的观点。如认为饮食不进，食不能消，腹胀夜剧，肢萎等病不能但责脾胃气虚，有时往往是“脾阴不足之候”，而“世人徒知香燥温补为治脾虚之法，而不知甘寒滋润益阴之有益于脾”。在缪希雍著作中对脾阴论治虽未系统论述，仅散见于其脉案中，但对脾阴的证、治都有所论及，在治法上提出以甘凉滋润、酸甘化阴为治脾阴之大法。在他的医案中记述了多处脾阴不足证治，补脾阴他常喜用一些甘润养阴之品，如麦冬、天冬、石斛、生地黄、沙参、天花粉，竹叶、竹沥、芦根汁等。缪希雍这一润脾阴法的提出不但补充了东垣论治脾胃偏主阳气升发而忽略脾胃之阴的不足，同时对叶天士创立胃阴说亦有启示。

从叶天士《临证指南医案》记载治疗脾胃病的案例中我们可清楚地看到他治脾胃也强调分阴阳而治，其中尤其对胃阴的阐述有新见解，首创了“胃阴说”，并把“阳明燥土得阴自安”之旨贯穿始终。他说“胃病喜柔……甘濡润胃气下行”“胃阳不足宜用《外台》茯苓饮，胃阴虚不饥不纳用麦冬、生扁豆、玉竹、沙参、甘草、桑叶”，可见他治胃所用的通降法既非一般的辛开苦降，也不是一般的苦寒下导之类，乃是以“甘平或甘凉濡润”以养胃阴。显然甘凉濡润的养胃阴法与缪希雍润解法在治法用药上非常相似，而与东垣温补升发之治法截然不同。由此认为叶氏润胃阴法胎息于缪希雍的润脾法亦入情入理。

3. 疗吐血皆主“行”“补”“降”

缪希雍在吐血证治上提出了著名的“治血三要法”，即“行血、补肝、降气”，他反对见血即止的做法。他认为出血乃血不行经所致，因此治疗需因势利导，这样就可达到虽不止而血自止的目的。他反对疗吐血用伐肝之品，认为肝藏血，至于肝虚不能藏血而致出血的，缪希雍认为当顺其性而治之，肝气平而疏达，则血可自宁，不可滥用伐肝之品。对用寒凉之品降火以止血，缪希雍亦不赞成，他认为寒凉必伤中，又由于气有余便是火，故只有治气以降火，才能使气调火平血得循经，又不至于伤及中宫。因之对于阴虚内热之吐血，他主张宜行不宜止，宜补不宜伐，宜降气不宜降火。用药主张甘寒，以图既能滋养阴血，又能扶持脾土，使阴血渐生、虚火自降。如他治赵冠山子之吐血即以加味地黄丸加降气、补肝、行血的煎方使之立起，方用苏子、枇杷叶、桑白皮、地黄、广陈皮、白芍药、甘草、茅根、麦门冬、番降香、贝母、牛膝、鳖甲、天门冬。

缪希雍这种因势利导治血法，实有大禹疏浚治水，不止自止之妙，故深得叶天士赞赏，为其所用。在《临证指南医案·吐血》所记，叶氏治吐血多采用缪希雍治血三法，如有一案记载“努力咳血，胸背悉痛，当用仲淳法，苏子、降香汁、炒丹皮、苡仁、冬瓜仁、炒桃仁、牛膝、川贝母”；又翁姓案“络脉失和，络中气逆血上，宗仲淳气为血帅。苏子、苡仁、茯苓、山楂、桑叶、丹皮、降香末、老韭白”；金案“饥饱劳力，气逆血瘀，胸痛频吐。此液耗阳升，上逆不已，血无止期，先宜降气通调，莫与逆塞。苏子、降香、桃仁、丹参、韭白汁、山栀、茯苓”；陈案“吐血八日，脘闷胁痛，肢冷，络伤气窝，先与降气和血，苏子，郁金、杏仁、茯苓、桃仁、降香”。类似此等套用缪希雍治血三要法之案例在叶氏医案中不胜枚举。而且不仅是在治法上，即使在选药方面也非常近似，可见叶氏治血受缪希雍影响之深。

4. 中风“内虚暗风”说与“阳化内风”说

缪希雍论中风分真假内外，尤对“内虚暗风”大有发明，他认为“大江以南……绝无刚猛之风，而多湿热之气，南方之人质多柔脆，往往多热多痰，真阴既亏，内热弥甚，煎熬津液凝结为痰，壅塞气道，不得通利，热极生风，亦致猝然僵仆类中风证”，缪希雍谓此即“内虚暗风”。并认为“内虚暗风确系阴阳两虚，而阴虚者为多”，因此治疗就宜与外来风邪相别，法当以清热、顺气、开痰，救其标，次当治本，阴虚则益血，阳虚则补气，气血两虚则气血兼补。同时还指出“治痰先清火，清火先养阴”。例如治丁长孺口角㖞斜，右目及右耳根俱痛，右颊浮肿时曰：“此内热生风及痰也，治痰先清火，清火先养阴，最忌燥剂。”用真苏子、广橘红、瓜蒌仁、贝母、天门冬、麦门冬、白芍药、甘草、鲜沙参、明天麻、甘菊花、连翘、竹沥、童便各一杯。他认为，半身不遂若在左者属血虚，在辨证同时宜加当归身、熟地黄、杜仲等，从上可见缪希雍论类中风的确多重于阴虚。他对类中风病机的阐述为后世论治类中风树立了典范。叶桂《临证指南医案》中风门及肝风多宗此意，且进一步发展为“内风乃身中阳气之变动”的“阳化内风”说。叶天士认为，引起身中阳气变动的病因病机可以是由于肾液少，水不涵木，虚风内动或由于平昔努劳忧思，五志气火交并于上，肝胆内风鼓动盘旋，上盛而下虚，或由于肝血肾液两枯，阳扰内旋，或由于中阳不足，阳明络脉空虚而内风暗动。如《临证指南医案》中的钱姓案记载“偏枯在左，血虚不荣筋骨，内风袭络，脉左缓大（肝肾虚内风动），制首乌、枸杞子、归身、淮牛膝、明天麻、三角胡麻、黄甘菊、川石斛、小黑豆皮”。

由上可见，无论是缪希雍所论的内虚，还是叶氏所说的阳气变动，都认为中风乃是由于真阴亏乏，阳热生风，同时他们也都不排除阳虚生风的一面。缪希雍有“阳虚则补气”之说，叶氏则有中阳不足内风暗动之论，在治疗上也可发现叶氏医案中有许多治法与缪希雍类同。如缪希雍有“治痰先清火，清火先养阴”之言；而叶案中有治夏热中风以生津益阴为先之例。如中风门有一案记载“又，操持经营，神耗精损，遂令阴不上朝，内风动跃，为痱中之象，治痰攻劫、温补，阴愈损伤，枯槁日甚，幸以育阴息风小安。今夏热益加发泄，真气更虚，日饵生津益气汤愈，大暑不加变动，再商调理。固本丸去熟地加北味、天冬、生地黄、人参、麦冬、五味”。

再则缪希雍认为阳虚宜补气，叶案中风门中周案证属阳虚卫疏，用的就是阳虚补气法。“周，大寒土旺节候，中年劳倦，阳气不藏，内风动越令人麻痹，肉瞤心悸，汗泄烦躁。乃里虚欲暴中之象，仅用封固护阳为主，无暇论及痰饮他歧，人参、黄芪、附子、熟术”，此案论治叶氏即以参芪补气为君达到护阳之目的。

综上所述，可见在外感热病、脾胃病证以及血证与中风的理论阐述及论治方面，缪希雍学术观点对叶天士深有影响，可以说叶氏在学术上的许多观点是继承了缪希雍思想并有新的发展。

（六）资生丸对后世的影响

资生丸，又名保胎资生丸、资生健脾丸、人参资生丸，源自缪希雍《先醒斋医学广笔记·卷之二·妇人》之方，书中载“妊娠三月，阳明脉养胎，阳明脉衰，胎无所养，故胎堕也，服资生丸”。名资生，取义《周易》文字“至哉坤元，万物资生，乃顺承天”，是说万物的生命是由于顺从大地“坤元”之气而资生的。而人之脾胃属土，为一身之“坤元”，欲资生后天气血，必助脾胃元气方有所得。处方本意为养胎而设，病机核心为“阳明脉衰”，原书用于治疗妇人妊娠三月，脾虚呕吐，或胎滑不固；兼丈夫调中养胃，饥能使饱，饱能使饥。其药物组成为：白术（米浴水浸，用山黄土拌蒸九次，晒九次，去土，切片焙干）三两，人参（去芦，人乳浸透，饭锅上蒸熟）三两，白茯苓（去粗皮，水飞去筋膜，人乳拌，饭锅上蒸，晒干）一两五钱，橘红、山楂肉（蒸）、神曲（炒）各二两，川黄连（姜汁炒）、白豆蔻仁（微炒）、泽泻（去毛，炒）各三钱半，桔梗（米汤浸，炒）、真藿香（洗）、甘草（蜜炙，去皮）各五钱，白扁豆（炒，去壳）、莲肉（去心）各一两，薏苡仁（淘净，炒）三两，干山药（炒）、麦芽面（炒）、芡实（净肉炒）各一两五钱。末之，炼蜜丸，每丸一钱重。每服一丸，醉饱后二丸，细嚼，淡姜汤下。传说缪希雍日常服此丸保健，曰“此得之秘传，饥者服之即饱，饱者食之即饥”。明代王肯堂与缪希雍交好，引用资生丸治其父脾胃病，饮食增进，年近九十而终。后开始引用其治疗脾胃本病。

清代吴谦《医宗金鉴·卷三十八杂病心法要诀·内伤外感辨似》引用

并总结为“资生脾胃俱虚病，不寒不热平补方，食少难消倒饱胀，面黄肌瘦倦难当”，对本方功用、主治证候及特点论述精当，较为公允。《医宗金鉴·卷四十三·删补名医方论卷二》再次引用论述资生丸：“治妇人妊娠三月，脾虚呕吐，或胎滑不固。兼丈夫调中养胃，饥能使饱，饱能使饥，神妙难述。”吴谦指出资生丸可治疗妊娠脾虚呕吐、胎滑不固及杂病中脾胃俱虚病，明确扩展了资生丸的应用范围。

此后资生丸为大家重视并广泛应用于脾胃病，不只限于“保胎资生”。在《医宗金鉴》中其处方组成去掉了泽泻，加了砂仁两半、神曲二两，共计十八味药物。

此方本意为妊娠保胎之方，其实病机就是阳明脉衰，中州虚弱。故一切慢性衰弱疾病，具有“阳明脉衰”、中土衰弱者皆可仿此丸为汤或以丸药长服。《医方考》吴崑说：“脾胃者，土也。土为万物之母，诸脏腑百骸受气于脾胃而后能强。若脾胃一亏，则众体皆无以受气，日见羸弱矣。故治杂证者，宜以脾胃为主。”证之临床，人之生以后天为本，先天必赖后天不断充养，人体方能生生不息，而多种内科疾病造成食少难消、身体羸弱者也必以调补中州为第一要法。脾胃相表里，脾易生湿浊，胃虚易酿食积，故治中虚除健脾益胃外，必祛湿化浊，消积导滞，开胃增食，多法并用，汤、丸缓调，方可收功。资生丸正是贯彻以上思想的典范。

历代医家对资生丸多有论述。张三锡曰：“余初识缪仲淳时，见袖中出弹丸，咀嚼。问之，曰：“此得之秘传。饥者服之即饱，饱者食之即饥。”因疏其方，己于醉饱后，顿服二丸，径投枕卧，夙兴了无停滞，始信此方消食之神也。据张三锡所述，可见此方确是缪希雍之秘传，用之屡屡有效之方。明代王肯堂曾用资生丸治其父脾胃病，投之纳谷增多，年近九十而终。清代王旭高以此方治外科牙漏及幼科疳积，曰：“牙漏由胃中湿热而成，加苦参服效”“疳积多由脾虚积滞，故此方亦治之。”并自按：

牙漏多由肾虚血弱，心胃火亢，故当养阴。然有湿热者，曾见黄乐亭先生用资生丸加苦参、重用川连为丸，服之效。又按：三焦五脏生生之气，全资脾胃而输化。此方补脾胃而仍分理三焦，以之治脾虚气滞者颇宜。罗东逸曰："此方始于缪仲淳，以治妊娠脾虚及滑胎。盖胎资始于足少阴，资生于足阳明，故阳明为胎生之本，一有不足，则元气不足以养胎，又不足以自养，故当三月，正阳明养胎之候，而见呕逆，又其甚者，或三月、或五月而堕，此皆阳明气虚不能固耳！古方安胎类用芎、归，不知此正不免于滑。是方以参、术、苓、草、莲、芡、山药、扁豆、薏苡之甘平，以补脾元；陈皮、曲、麦、砂、蔻、藿、桔之香辛，以调胃气；其有湿热，以黄连清之燥之。既无参苓白术散之滞，又无香砂枳术丸之燥，能补能运，臻于至和，于以固胎，永无滑堕。丈夫服之，调中养胃，名曰资生，信不虚矣。"

可见资生丸自明清至今，代代相承，医家用之不衰，证明其组方合理，效果良好。

本方抓住脾胃易生湿热的特点，在健脾胃时，加入清热利湿之品，如方中薏苡仁、泽泻清热利湿；黄连清热燥湿，杜绝湿热内生。方中四君、怀山药、白扁豆、莲肉、芡实、砂仁、白豆蔻、藿香、桔梗补气升脾；焦三仙、黄连、泽泻、薏苡仁运脾利湿以降胃，共同使脾胃升降有序，清者上升，浊者下降，中焦如权，气化可平，如此则营卫化生，气血有源，脏腑得治，长有天命。

综观全方，药性平和甘润，能益胃补脾；配伍上消补兼施，清利结合，补而不滞，故能复脾胃升降，安中扶正。故罗美曰："是方……以参、术、苓、草、莲、芡、山药、扁豆、薏苡之甘平，以补脾元；陈皮、曲、麦、砂、蔻、藿、桔之香辛，以调胃气，其有湿热，以黄连清之燥之。既无参苓白术散之滞，又无香砂枳术丸之燥，能补能运，臻于至和。于以固胎，永无滑堕。丈夫服之，调中养胃。名之资生，信不虚矣。”

缪希雍在临床中十分重视脾胃，时时顾护脾胃之气。正如其在《神农本草经疏》中曰：“夫胃气者，即后天元气也，以谷气为本。是故经曰：脉有胃气曰生，无胃气曰死。又曰：安谷则昌，绝谷则亡。可见先天之气，纵犹未尽，而他脏亦不至速伤；独胃气偶有伤败，以至于绝，则速死矣。谷气者，譬国家之饷道，饷道一绝，则万众立散；胃气一败，则百药难施。”脾胃气乃后天之本，气血生化之源，为生命之所系，历代医家论治疾病无不重视脾胃。缪希雍在脾胃论治上更有其独到见解，如其认为肾为先天，脾为后天，脾肾相互资生，治脾应兼顾肾。

总之，缪希雍作为明代末年的著名医家，在学术上既尊崇经典，又勇于批判创新；既重视理论，又能验诸实践；既重视历代医家的学验名方，又能采集民间的妙药单方。

缪希雍的《神农本草经疏》为注疏《神农本草经》之佼佼者。若以《本草纲目》与《神农本草经疏》相比较，前者集本草之大成，后者则阐发隐微，将本草理论与临床实践更加密切地联系起来。

缪希雍论伤寒温疫从口鼻而入，发吴又可之先声；论治伤寒热病，独重阳明，继承并发展了仲景学说，对清代温病学家有很大启发；其吐血三要法，对治疗血证有重要指导意义；其降气法、补脾阴法及有关“内虚暗风”的论治，均为后世叶天士等医家所宗。此外，缪希雍遣方善用轻清灵活、甘寒柔润之剂，开当时医学之新风，亦对清代的江南医学有举足轻重的影响。

综上所述，缪希雍治学，注重经典，取诸家之长；同时又主张师古而不泥古，认为古今时气变异、方土有殊，且人的体质不同，不能套用古方治今病。阐发外感热病，善用清法、固护津液、速逐热邪的治疗见解，在整个中医学外感热病论治的发展过程中，具有承前启后的作用，对后世温病学理论与实践有着重要的指导意义，尤其对于清代温病学说和学派的形成都产生了深远的影响。倡导脾阴之说，论治脾胃，主张区别阴阳，而更侧重于脾阴；对脾肾关系较为重视，倡脾肾双补。论治气血病，创“吐血三要法”。论治中风，倡导“内虚暗风说”。对本草学的贡献在于专列疏注、主治参互、简误三项栏目，创本草文献体例之新，并全面总结炮制大法。其学术思想和临证经验对后世产生了深远影响。

缪希雍

参考文献

[1] 明·缪希雍.本草单方[M].北京：中医古籍出版社，1994.
[2] 明·缪希雍.神农本草经疏[M].北京：中国中医药出版社，1998.
[3] 明·缪希雍.先醒斋医学广笔记[M].北京：中国中医药出版社，1998.
[4] 清·叶天士.临证指南医案[M].北京：人民卫生出版社，2006.
[5] 清·吴谦.医宗金鉴[M].北京：人民卫生出版社，2006.
[6] 褚玄仁.明代名医缪仲淳先生年表[J].江苏中医，1962，(8)：32–35.
[7] 丁光迪.《先醒斋医学广笔记》读后感[J].江苏中医，1982，(11)：30–31.
[8] 贺志炎，江一平，胡明灿.论《缪仲淳医案》之可法处[J].浙江中医学院学报，1985，9(1)：46–47.
[9] 谢光."脾无滋法"辨——兼析缪仲淳滋养脾阴法[J].甘肃中医学院学报，1987，(4)：35–37.
[10] 张志远.明代名医缪希雍传[J].南京中医学院学报，1987，(4)：60–62.
[11] 黄煌.明代名医缪希雍的学说与经验简介[J].新中医，1987，(6)：50–52.
[12] 狄永清."吐血三要法"的临床意义[J].浙江中医学院学报，1987，(11)：37–39.
[13] 俞欣玮.简论缪希雍学术思想对叶桂学术的影响[J].甘肃中医学院学报，1988，(4)：36–38.
[14] 闫兆君，岳彩雷，朱莉.缪希雍顺势治则初探[J].四川中医，1996，14(2)：1–2.

[15] 虞胜清. 缪希雍脾胃观及其临床应用探讨[J]. 江西中医药，1998，29(3)：52–53.

[16] 李烨，江一平. 毛晋与缪仲淳《神农本草经疏》[J]. 南京中医药大学学报(社会科学版)，2001，2(4)：210–211.

[17] 郑小伟. 明代医家缪希雍诊疗特色探析[J]. 中国医药学报，2001，16(3)：18–21.

[18] 陈飞. 缪希雍治疗中风用药特色[J]. 河南中医，2004，24(5)：21–22.

[19] 谷建军. 略论缪希雍“补血须用酸枣仁”[J]. 中医文献杂志，2005，(2)：20–21.

[20] 刘果. 缪希雍治泻重脾胃分治[J]. 中国社区医师，2005，21(7)：32.

[21] 王新陆. 从《先醒斋医学广笔记》论中药传统炮制的重要性[J]. 山东中医药大学学报，2007，31(5)：362–365.

[22] 张耀宗. 关于《常熟市志》所列缪希雍传记的修正意见[J]. 中国地方志，2007，(8)：37–39.

[23] 潘远根，旷惠桃. 据经以疏义、缘义以致用——读《神农本草经疏》[J]. 中国中医药报，2007，(7)：11–13.

[24] 王利芬，许文忠. 缪希雍治疗疟疾特色[J]. 吉林中医药，2008，28(3)：162–163.

[25] 赵瑞占，张星平，孙洁. 明代医家缪希雍“时地议”思想探析[J]. 新疆中医药，2009，27(2)：14–16.

[26] 王新. 缪希雍与唐容川治疗急症吐血思想探析[J]. 四川中医，2009，27(12)：60–61.

[27] 肖海燕，周庆兵. 缪希雍治血三法初探[J]. 上海中医药杂志，2010，44(6)：33–34.

《中医历代名家学术研究丛书》医家名录

（总计102名，以医家出生时间为序）

汉晋唐医家（6名）

张仲景　王叔和　皇甫谧　杨上善　孙思邈　王　冰

宋金元医家（18名）

钱　乙　成无己　许叔微　刘　昉　刘完素　张元素
陈无择　张子和　李东垣　陈自明　严用和　王好古
杨士瀛　罗天益　王　珪　危亦林　朱丹溪　滑　寿

明代医家（25名）

楼　英　戴思恭　王　履　刘　纯　虞　抟　王　纶
汪　机　马　莳　薛　己　万密斋　周慎斋　李时珍
徐春甫　李　梴　龚廷贤　杨继洲　孙一奎　缪希雍
王肯堂　武之望　吴　崑　陈实功　张景岳　吴有性
李中梓

清代医家（46名）

喻　昌　傅　山　汪　昂　张志聪　张　璐　陈士铎
冯兆张　薛　雪　程国彭　李用粹　叶天士　王维德
王清任　柯　琴　尤在泾　徐灵胎　何梦瑶　吴　澄
黄庭镜　黄元御　顾世澄　高士宗　沈金鳌　赵学敏
黄宫绣　郑梅涧　俞根初　陈修园　高秉钧　吴鞠通
林珮琴　章虚谷　邹　澍　王旭高　费伯雄　吴师机
王孟英　石寿棠　陆懋修　马培之　郑钦安　雷　丰
柳宝诒　张聿青　唐容川　周学海

民国医家（7名）

张锡纯　何廉臣　陈伯坛　丁甘仁　曹颖甫　张山雷
恽铁樵